내 몸의 병을 내가 고치는
우리 집 건강 주치의, 〈내 몸을 살린다〉 시리즈 북!

현대인들에게 건강관리는 자칫 소홀히 여겨질 수 있는 부분이기도 합니다. 소 잃고 외양간 고친다는 말처럼, 큰 질병에 걸리고 나서야 건강의 소중함을 깨닫는 경우가 적지 않기 때문입니다. 이에 〈내 몸을 살린다〉 시리즈는 일상 속의 작은 습관들과 평상시의 노력만으로도 건강한 상태를 유지할 수 있는 새로운 건강 지표를 제시합니다.

〈내 몸을 살린다〉는 오랜 시간 검증된 다양한 치료법, 과학적·의학적 수치를 통해 현대인들 누구나 쉽게 일상 속에 적용할 수 있도록 구성되었습니다. 가정의학부터 영양학, 대체의학까지 다양한 분야의 전문가들이 기획 집필한 이 시리즈는 몸과 마음의 건강 모두를 열망하는 현대인들의 요구에 걸맞게 가장 핵심적이고 실행 가능한 내용만을 선별해 모았습니다. 흔히 건강관리도 하나의 노력이라고 합니다. 건강한 것을 가까이 할수록 몸도 마음도 건강해집니다. 책장에 꽂아둔 〈내 몸을 살린다〉 시리즈가 여러분에게 풍부한 건강 지식 정보를 제공하여 건강한 삶을 영위하는 든든한 가정 주치의가 될 것입니다.

온 열 요 법

내 몸을 살린다

정윤상 지음

모아북스
MOABOOKS

저자 소개

정윤상 e-mail: ysjung30@gnbenglish.com

비즈니스, 교육컨설팅, 건강 분야 등 다양한 분야에서 집필을 하며 현재 저널리스트로 활동하고 있다. 최근 검증되지 않는 건강 정보로 인한 약물 오남용, 부작용에 시달리는 현대인들에게 정보가치가 높은 건강콘텐츠를 제공하며 영역을 넓히고 있다

저서로는 『21세기 바이오테크놀러지의 파워 웰빙』, 논문 『바이오세라 2014』, 『비타민, 내 몸을 살린다』, 『항산화제, 내 몸을 살린다』외 다수.

온열요법, 내 몸을 살린다

1판 1쇄 인쇄 | 2009년 10월 20일
1판 22쇄 발행 | 2024년 07월 15일

지은이 | 정윤상
발행인 | 이용길

발행처 | 모아북스 MOABOOKS
관리 | 양성인
디자인 | 이룸

출판등록번호 | 제 10-1857호
등록일자 | 1999. 11. 15
등록된 곳 | 경기도 고양시 일산동구 호수로(백석동) 358-25 동문타워 2차 519호
대표 전화 | 0505-627-9784
팩스 | 031-902-5236
홈페이지 | http://www.moabooks.com
이메일 | moabooks@hanmail.net
ISBN | 978-89-90539-59-5   03570

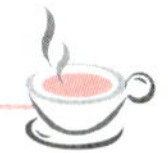

건강한 삶의 열쇠 '체온'

많은 현대인들이 체온의 중요성을 간과하고 살아갑니다. 건강한 삶을 살아가는 데 체온이 얼마나 중요한 역할을 하는지 잘 모르기 때문입니다.

우리의 몸은 수많은 세포들로 이루어져 있습니다. 우리가 손과 발을 사용하고 숨을 쉬고 심장이 온 몸에 피를 공급해 살아있도록 하려면 이러한 부분을 이루고 있는 세포들이 끊임없이 움직여야 합니다.

세포가 이와 같은 생명활동을 하기 위해서는 많은 에너지가 필요한데, 열은 생명활동에 쓰이는 중요한 에너지원입니다. 인체를 구성하고 있는 세포들은 생명활동을 위해 자연으로부터 얻은 열에너지를 사용합니다. 자동차가 움직이기 위해서는 기름이 필요하듯이 몸의 세포가 움직이기 위해서는 열에너지가 필요한 것입니다. 그리고 이러한 세포들의 움직임은 다시 열을 발생시킵니다. 이처럼 세포가 건강하게 활동하고 있을 때 우리의 몸은 언제나 고유한 온도를 유지하게 됩니다.

지구에 살고 있는 모든 생명체에게는 저마다 건강하게 생명을 유지하는 데 필요한 고유의 '생명 온도'가 있습니다. 각 생명체가 자신의 고유한 온도를 지키지 못하면 신체 기관의 기능이 약해지고 질병에 노출되며, 노화가 촉진될 뿐만 아니라 심할 경우 생명을 잃게 되고 맙니다.

체온이 떨어졌다는 것은 활발하게 움직이며 열을 발생시켜야 할 몸속 세포들의 움직임이 줄어들었다는 뜻입니다. 세포들이 잘 움직이지 않는데 그 세포들이 이루고 있는 신체기관이 제대로 움직일 리 없습니다.

체온이 높아졌다는 것은 몸의 세포들의 지나치게 움직이며 열을 만들고 있거나, 세포들의 활동에 꼭 필요한 열에너지가 급격히 몸 밖으로 빠져나가고 있다는 뜻입니다. 세포들이 급하게 움직여야 할 응급 상황이 벌어지고, 활동에 필요한 에너지가 사라지고 있는데 신체가 건강할 수 없겠지요.

이렇듯 신체가 고유한 온도를 잃었다는 말은 건강에 이상이 생겼다는 말과 다르지 않습니다. 바꾸어 말하면 신체가 고유한 온도를 되찾는다는 것은 건강을 되찾는다는 것을 의미합니다. 건강한 삶은 우리 몸의 고유한 생명 온도를 유지하는 삶입니다.

현대의학에서는 몸에 이상이 생기면 그 부분만을 찾아 치료합니다. 하지만 신체의 모든 부분이 유기적으로 연결되어 있기 때문에, 부분적인 치료로는 건강을 되찾기 어려운 경우가 많습니다.

최근 〈따뜻하면 살고 차가워지면 죽는다〉라는 책이 각종 언론에 소개되면서 '생명 온도'에 대한 관심이 나날이 커지고 있습니다. 생명 온도는 신체 면역력을 키우고 자연 치유력을 극대화시켜 우리 몸을 건강하게 유지시킵니다. 현대의학이 해결하지 못한 여러 문제들을 체온 조절을 통한 자연 치유법으로 극복할 수 있습니다.

그렇다면 사람이 건강한 삶을 유지하기 위한 신체 온도는 몇 도 일까요? 요즘에는 보통 사람의 정상 체온을 36.5℃라고 하는데, 과거에는 37℃ 정도의 체온을 유지하는 사람들이 많았다고 합니다. 지금보다 신체 온도가 조금 더 높았던 것입니다.

하지만 요즘에는 36.5℃의 정상 체온을 유지하는 사람도 그리 많지 않습니다. 심한 스트레스로 인한 컨디션 저하와 크고 작은 질병에 시달리는 이들은 35℃를 겨우 유지하며 저체온 증세를 보이기도 합니다.

저체온은 면역력을 떨어뜨리고 신체 기능을 서서히 저하시키기 때문에 건강에 큰 위협이 됩니다. 체온을 다스리지 않고는 건강을 다스릴 수 없습니다. 그런데 현대사회에는 저체온을 유발하는 요소들이 너무나도 많습니다.

이 책에서는 사람의 고유한 생명 온도를 위협해 건강을 해치는 여러 요인들을 살펴보고 그 대응책을 소개할 것이며, 우리 몸의 고유한 생명 온도와 건강의 관계를 면밀히 살펴보고 어떻게 해야 건강한 삶을 유지할 수 있는지 설명할 것입니다.

　필자는 온열요법에 대한 이 책을 다음과 같은 이들에게 꼭 전해주고자 합니다.

- 체온이 신체에 미치는 영향에 대해 알고 싶은 사람

- 생명 온도가 무엇인지 궁금한 사람

- 건강을 위해 생활 방식을 바꾸고자 하는 사람

- 원인을 알 수 없는 각종 질환에 시달리는 사람

- 차가운 손, 발과 냉증 때문에 고민하는 사람

2009년 10월 정윤상

1. 인체를 지배하는 메커니즘

1) 생명활동에 필요한 3가지 요소

인간이 살아가는 데 있어 가장 중요한 것이 무엇일까? 돈, 사랑, 건강 등 여러 가지 대답이 나올 수 있겠지만 이것은 모두 정답이 아니다. 그 어떤 요소도 생명 그 자체를 유지하는 것보다 중요할 수 없지 않을까? 돈도 사랑도 건강도 살아있지 않으면 불가능하다.

흔히 인간의 생명활동을 위해 반드시 필요한 요소로 공기와 물, 음식 이 3가지를 꼽는다. 이중에서 무엇 하나라도 부족하면 얼마 지나지 않아 목숨을 잃게 된다. 그러나 이 세 가지 요소만으로는 생명활동의 기본 조건이 충족되지 않는다고 한다.

대부분의 사람들이 또 하나의 필수불가결한 요소를 잊고

살아간다. 바로 가장 중요한 것은 체온이다.

체온이 왜 중요한가?

배가 침몰해 사람이 차가운 바닷물 속에 빠졌다고 가정하자. 떠다니는 널빤지를 잡고 간신히 물에 떠 있는 사람에게 가장 필요한 것이 무엇일까? 물에 떠 있으니 숨은 쉴 수 있다. 의학적으로 사람이 물 없이 살 수 있는 기간은 보통 3일 정도이며, 음식 없이는 보통 일주일 정도 견딘다고 한다. 그런데 만약 차가운 물속에서 체온이 계속 떨어진다면? 운이 나쁘면 하루 밤도 넘기지 못하고 이른바 '저체온증'으로 사망하게 될 수 있다.

저체온증이란 사람의 체온이 35.5℃ 이하로 떨어진 경우를 말한다. 추운 곳에서 조난을 당하지 않더라도, 추운 날씨에 얇은 옷을 입고 외출을 한다거나 에어컨 온도를 너무 낮게 맞춰놓고 잠을 자는 등 일상생활에서의 부주의한 행동으로도 저체온증을 얻을 수 있다.

이 정도로 체온이 낮아지면 신진대사가 원활하지 못해 심장, 뇌, 폐 등 중요한 신체기관의 기능이 약해지고, 혈압이 급격히 떨어진다. 심하면 얼마 지나지 않아 사망하게 된다.

36~35℃ - 오한, 떨림 등의 증상이 나타난다. 사고력과 판단력이 떨어지며 걸음걸이가 느려진다.

35~33℃ - 통제할 수 없을 정도로 몸이 심하게 떨리고, 불분명한 발음으로 어눌하게 말한다. 사고력이 현격히 저하되고 건망증이 생기며 비틀거리며 걷는다.

31~29℃ - 근육이 경직되고 호흡과 맥박이 느려진다. 심장박동수와 호흡수가 감소하고 혼수상태에 빠진다.

이를 통해 우리는 '체온이 신체기관의 움직임에 큰 영향을 미친다' 는 한 가지 분명한 사실을 확인할 수 있다. 체온을 정상적으로 유지하지 못하면 우리 몸은 제 기능을 다하기 어렵다. 우리는 흔히 몸에 열이 나서 체온이 올라가는 것만을 문제라고 생각하나, 체온이 떨어지는 것 또한 열이 나는 것만큼 위험하다. 체온이 1도만 떨어져도 건강은 말할 것도 없거니와, 생명 유지 그 자체에 치명적인 위협이 될 수 있음에도 많은 사람들이 그 중요성을 인식하지 못하고 여러 질병에 시달리며 살고 있다.

저체온에 노출된 현대인

과거에 비해 현대인들의 체온이 낮아졌다고 한다. 실제로 주위에서 손발 냉증이나 복부 냉증을 호소하는 이들을 심심치 않게 찾아볼 수 있다. 그러나 건강한 사람은 언제나 정상 체온을 유지한다. 이는 신진대사를 처리하는 세포가 건강하다는 것을 의미한다.

정상 체온에서 세포는 쉼 없이 움직이며 활발하게 대사 작용을 한다. 이렇게 활발히 움직일 때 세포는 깨끗하고 건강하다. 하지만 체온이 떨어졌을 때 세포를 살펴보면 혈액 순환이 원활하지 않아 움직임이 활발하지 못하고 이물질이 주위에 고여 있다.

저체온으로 인해 세포의 움직임이 둔화되면 갖가지 질병이 유발된다. 저체온 증상을 보이는 사람 중 상당수가 저혈압이나, 암, 당뇨, 신장질환을 앓고 있으며 무기력증과 소화불량 등 특별한 이유 없이 몸이 아프고 쑤시는 증상을 호소하기도 한다. 심하면 정신 건강에도 영향을 미쳐 삶의 의욕을 잃게 만들 수도 있다.

그럼 여기서 이러한 문제들을 만드는 저체온의 원인을 살펴보자.

첫째, 운동 부족이 몸을 차갑게 만든다.

열을 생산하는 힘은 근육에서 나오는데 운동을 하지 않으면 열을 만드는 데 사용할 근육량이 부족하게 된다. 게다가 게임하느라, 공부하느라, 일하느라 한자리에서 오랫동안 움직이지 않는 이들이 많은데 그럴 경우 혈액순환이 잘 되지 않아 체온이 낮아지게 된다.

둘째, 스트레스가 원인이다.

스트레스를 받으면 부신수질에서 아드레날린이 분비되는데 혈압이 올라가 혈액순환이 원활하지 못하게 된다. 스트레스의 정도가 심할 경우에는 식은땀이 흐르면서 몸이 차가워지며, 지속적으로 스트레스를 받으면 체온이 떨어지는 것은 물론이고 정신과 신체 모두의 건강에 악영향을 미친다.

셋째, 차가운 음식은 치명적이다.

차가운 음식 섭취는 체온이 낮아지는 주요 원인 중 하나이다. 특히 여름에는 더위를 식히기 위해 찬 음식을 자주 먹게 되는데, 날씨가 더울 때는 우리 몸의 겉 부분은 따뜻하지만 몸속은 오히려 차갑기 때문에 몸속을 따뜻하게 덥혀줄 수 있는 따뜻한 음식을 먹는 것이 좋다.

넷째, 과식이 체온을 떨어뜨린다.

음식을 한꺼번에 많이 먹으면 몸이 피곤하고 졸음이 몰려온다. 한꺼번에 많은 음식을 소화시키려면 많은 에너지가 필요하기 때문에 위장으로 혈액이 급격히 모여들고 뇌로 가는 혈액은 줄어들어 활동이 저하된다. 뿐만 아니라 다

른 장기와 근육으로 가야 할 혈액도 부족해져서 신체기관
의 움직임이 둔해지고 체온이 떨어지게 된다.

다섯째, 수면은 많아도 부족해도 문제이다.

잠이 부족하면 뇌하수체에서 ACTH라는 호르몬이 분비
되는데, 수면부족이 계속되어 이것이 다량 분비되면 몸이
과열된다. 그러면 우리 몸은 과잉된 열을 몸 밖으로 내보내
정상체온을 유지하려고 하는데, 그 결과 몸속 장기들은 차
가워지고 몸의 표면은 뜨거워지게 된다.

잠은 너무 많이 자도 문제이다. 수면 중에는 모든 신체기
관이 안정되어 움직임이 줄어들기 때문에 자연스럽게 체온
이 내려가게 된다. 그런데 지나치게 오래 자면 신진대사가
원활하지 못해 체온이 더욱 빨리 낮아진다.

여섯째, 비만은 열 조절 능력을 떨어뜨린다.

우리는 비만인 사람이 더위를 많이 타고 땀을 많이 흘리
는 것을 쉽게 목격할 수 있다. 왜 비만인 사람이 보통사람
보다 더위에 더 약한 것일까?

몸속에 지방이 많이 축적되면 장기의 활동이 둔화되어

몸속의 온도가 낮아지는데, 이때 우리 몸은 체온 유지를 위해 열을 발생시키게 된다.

이 열은 정상적인 신체활동을 통해 만들어진 것이 아니기 때문에 조절능력이 약하다. 그래서 더위에 노출되면 재빨리 땀을 배출해 체온을 조절하려고 한다.

이렇게 되면 체온이 다시 급격하게 내려가기 때문에 다시 이를 조절하기 위해 몸에서 열을 발생시킨다. 그래서 항상 몸에 열이 많아 덥다고 느끼지만 실제로는 피부는 뜨겁고 몸속은 차가운 저체온인 경우가 많다.

이외에 환경오염으로 인해 신체가 독소에 노출 되었을 경우, 몸을 드러내는 옷으로 피부를 자주 추위에 노출시켰을 경우에도 저체온이 되기 쉽다. 또한 열 생산을 감소시키거나 열 발산을 증가시키는 질환들, 예를 들어 알코올중독증, 당뇨, 뇌졸중, 저혈당증, 갑상선기능저하증, 혈액순환장애와 같은 여러 질병도 원인이 될 수 있다.

우리는 여기서 저체온이 건강을 해치고, 건강하지 못한 신체가 저체온을 유발하는 상관관계를 기억해 두어야 할 것이다.

2) 현대의학의 한계

고대로부터 현대까지 건강은 인류 최대의 관심사였지만, 환경오염으로 인한 신종 질환, 바이러스까지 더해져 질병의 공포가 나날이 커지고 있는 요즘보다 건강에 대한 관심이 극대화된 시기는 없다고 해도 과언이 아닐 것이다.

보건복지가족부가 최근 〈OECD Health Date 2009〉를 분석, 발표한 자료에 따르면 우리나라 국민 1인당 의료비 지출(2007년 기준) 규모는 126만 6,000원으로 GDP 대비 6.8%에 달하며 해마다 조금씩 늘어나고 있는 추세다. 이렇게 건강 유지를 위해 이렇게 많은 비용을 지출하고 있지만 질병은 오히려 더 늘어만 가고 있다.

인간의 평균 수명이 늘어날 만큼 의학의 비약적인 발전을 이루었다 면서도 질병은 더욱 늘어만 가는 것은 어떤 이유에서일까? 스트레스나 환경오염, 변종 바이러스 등 여러 가지 이유를 들 수 있겠지만 문제는 병의 근본적인 원인을 고려하지 않는 치료 방식에 있다.

인체는 하나의 유기체로서 모든 기관이 서로 연결되어 있다. 어느 한 신체 부위에 이상이 생겼다고 그 부분만 치료한다면 그 증상은 치료할 수 있을지 몰라도 건강을 회복시키기에는 역부족이다. 질병을 불러일으키는 보다 근본적인 원인을 찾아야 한다.

무엇이 질병을 부르는가?

질병은 신진대사의 균형이 깨졌을 때 생긴다. 저체온은 이러한 균형을 깨는 가장 큰 요인으로 혈액순환 장애와 신진대사의 불균형을 불러온다.

몸이 차가워지면 혈관이 수축하여 혈액순환을 방해한다. 혈액은 신체에 필요한 영양소, 산소, 수분 등을 몸 구석구석으로 운반하는데, 이 흐름이 원활하지 못하면 신체기관이 활동에 필요한 물질들을 제대로 공급받지 못해 여러 가지 이상이 생기게 된다.

혈액은 또한 몸속에서 발생하는 노폐물을 운반하는 역할도 한다. 그런데 몸이 차가워져 혈액순환에 문제가 생기면 이러한 노폐물들이 몸 밖으로 배출되지 못하고 몸속에 쌓여 신체기관을 구성하는 세포들의 기능이 떨어지고 오염되어 여러 질환이 생긴다.

또 다른 문제는 체온이 낮아지면 백혈구의 활동이 위축된다는 것이다. 인간의 혈액 1mm 속에는 평균 7,000개의 백혈구가 존재한다. 백혈구는 몸속으로 침투한 세균을 분해하고 병원균, 바이러스, 기생충, 곰팡이 꽃가루 등과 같은 외부 물질들에 대항해 면역시스템을 구축한다.

백혈구는 체내에서 일어나는 비정상적인 활동에도 반응하는데, 종양을 공격해서 암세포가 만들어지는 것을 막고 바이러스에 감염된 세포를 다른 세포에 피해가 가기 전에 죽여 없애 신체를 보호하는 역할을 수행한다. 이런 백혈구가 제대로 움직이지 못해 면역력이 약해지면 우리 몸에 어떤 문제가 생길 지는 쉽게 짐작할 수 있을 것이다.

체온이 1℃ 떨어지면 면역력이 30% 이상 떨어지며 체온이 1℃ 올라가면 면역력이 70%까지 올라간다. 적혈구가 모여들어 열이 많은 비장에는 암이 거의 발생하지 않는다. 체온은 이처럼 건강에 직접적인 영향을 미친다. 저체온은 모든 질병의 근원이다.

증상만 치료하는 현대의학

앞에서 살펴본 바와 같이 대부분의 질병들이 저체온과 밀접한 관계를 가지고 있다.

현대의 3대 질병이라고도 불리는 암, 심근경색, 뇌졸중은 모두 저체온에서 비롯된 병이다. 특히 몸에 쌓인 독소가 제대로 배출되지 못해 생기는 두드러기, 아토피 등의 발진과 기관지염, 방광염과 같은 염증도 마찬가지다.

그런데 현대의학은 질병이 발생한 해당 부분에 대한 치료에만 초점을 맞추기 때문에 신체 기능을 완전히 회복시키기에는 역부족이다. 물론 현대의학이 이룬 성과는 부정할 수 없다. 특히 정교한 수술기법은 질병 치료의 획기적인 발전을 가져왔다는 찬사를 들을만하다. 하지만 수술은 정상적인 세포에도 상처를 입힌다. 또한 질병 치료를 위한 각종 화학요법이 몸 전체의 조화를 깨뜨려 신체기능을 약화시킨다는 문제도 간과할 수 없다.

질병 치료에 자주 이용되는 항생제는 어떤가? 현대의학에서는 세균을 죽이기 위해 항생제를 자주 사용하고 있다. 그런데 항생물질에 자주 노출된 세균은 내성이 생기고 점점 강해진다. 항생제가 균을 없애는 것이 아니라 오히려 균을 강하게 만들고 있는 것이다.

또한 현대의학에서는 몸에 열이 나면 곧장 해열제를 처방하는데, 해열제는 오히려 병이 치유되는 것을 방해하는 요소가 되기도 한다. 감기에 걸렸을 때 몸에 열이 나는 것은 감기 바이러스와 우리 몸의 면역시스템이 싸우고 있기 때문이다. 그런데 무턱대고 약을 먹어 열을 내리게 되면 감기의 원인인 바이러스에 대한 면역력이 약화될 수 있다. 병의 원인을 찾아 없애지 않고 증상만 없애려 하면 몸의 자연스러운 치유 시스템에 혼란이 생겨 병이 잘 낫지 않는다.

지금까지 현대의학은 눈앞에 보이는 증세를 찾아 없애는
데 급급해 질병의 근본 원인 치료를 간과하는 한계를 벗어
나지 못하고 있다.

현대의학은 몸을 차갑게 한다

현대의학에서 행해지는 치료법 중에는 대게 몸을 차게
만드는 것이 많다. 방사선 요법은 암세포만 찾아 파괴하는
것이 아니라 정상 세포에도 나쁜 영향을 준다.

화학치료는 몸 전체에 영향을 미쳐 세포의 정상적인 활
동을 방해하는 것은 물론이고 피부와 근육에 통증을 유발
할 수도 있다. 수술 요법은 정상세포까지 잘라내 신진대사
의 균형을 파괴한다.

이러한 불균형은 다시 몸을 차게 만들어 신체기관의 기
능을 저하시키고 질병을 유발하는 요소가 된다.

현대의학은 인간의 몸이 하나의 유기체로 긴밀히 연결되
어 있음에도 부분적으로 진료하여 치료하고 있다. 부분적
인 치료는 또 다른 질병을 유발하거나 악화시키며 인체를

차갑게 만든다. 이처럼 질병 치료를 위한 수단이 오히려 역
효과를 내고 있다면 어떻게 해야 할까? 질병 치유를 위해
방법을 조금 바꿔야 하지 않을까?

3) 자연치유력을 회복할 때

야생동물들은 병이 나거나 상처를 입으면 먹이를 먹지 않거나 스스로 열을 낸다. 또는 두 가지 방법을 모두 사용하여 몸을 치유한다고 한다.

지구의 모든 생명체에게는 자연치유력이라는 것이 있다. 동물들은 먹이를 먹지 않고 열을 내어 몸이 치유되도록 한다. 하지만 사람들의 방법은 다르다. 특히 현대의학에서는 항생제나 해열제 등을 사용해 이러한 증세를 억제하려고만 한다.

그러나 열이 충분히 나지 않으면 몸속의 노폐물이 연소되어 사라지지 못하고 구토와 설사를 하지 않으면 노폐물이 몸 밖으로 나가지 못한다. 결국 열이 없으면 오염된 몸은 정화될 기회를 잃고 건강은 더욱 악화될 수밖에 없다.

독일의 의과대학 교수 이세루스는 식욕부진과 발열을 '두 명의(名醫)'라고 표현했다. 이것은 그가 식욕부진과 발열을 신체의 자가 치료 반응이라고 보았기 때문이다.

대부분의 염증질환은 이 두 증상을 동반한다. 발열은 몸 속에서 노폐물과 유해 인자를 태워 없애고 있을 때 나타나는 증상이다. 식욕부진은 소화 활동에 사용될 에너지를 병증 치료에 이용하고자 하는 반응이다. 이는 또한 유해한 성분이 더 이상 몸속으로 들어가지 못하도록 막으려는 반응이기도 한다.

현대의학의 해석과 달리 이 두 증상은 몸의 방어, 치유 시스템이 가동되고 있다는 증거로 볼 수 있다.

건강이 안 좋을 때 나타나는 흔히 나타나는 증상으로 무릎과 허리 통증, 어깨 결림, 설사, 기침, 콧물 같은 것들이 있다. 이러한 증상이 나타나면 우리는 보통 병원이나 약국으로 달려가, 증상을 없애는 약을 사 먹는다.

하지만 이러한 증상 자체는 병이 아니다. 이것은 몸 밖으로 병의 독을 배출할 때 나타나는 현상일 뿐이다. 그런데 이러한 증상을 없애겠다고 약을 먹으면 이러한 독소가 몸 밖으로 빠져나가지 못하기 때문에 증상은 없어졌을지 모르나 병의 원인은 그대로 몸속에 남게 된다.

증상만을 없애는 약은 근본적인 치유책이 될 수 없다. 몸속의 독을 모두 배출해야 진짜 병이 낫는다.

이제는 자연치유력이라는 의사와 손을 잡을 때다. 건강에 이상이 생겼을 때 약과 주사제로 무조건 증상을 없애려 하기 보다는 몸이 독소를 배출하고 스스로 회복할 수 있도록 도울 수 있는 방법을 찾을 때이다.

2. 생명을 살리는 열에너지

1) 열은 신진대사를 지배한다

우리는 앞서 인간의 생명활동에 있어 가장 중요한 요소
와 현대인의 건강을 위협하는 여러 문제들, 그리고 그 대처
방향에 대해 알아보았다. 지금까지 살펴본 바, 온갖 질병과
그 치유 과정이 체온의 변화와 밀접하게 관련되어 있다. 여
기서 우리는 열이 신체에 어떤 작용을 하는지 보다 면밀히
살펴볼 필요가 있다.

체온이 높아지면 면역력이 강해진다

모든 병에는 그 병을 만든 원인이 있다. 그러므로 그 원인
을 없애면 병도 자연히 사라지게 된다. 앞서 살펴보았듯 만
병의 근본 원인은 몸속의 냉기다. 그렇기 때문에 몸속의 냉

기를 제거하여 병을 치유할 수 있는 방법을 적용해야 한다.

우리 주변에는 수많은 세균과 바이러스가 존재한다. 그럼에도 우리가 쉽게 병에 걸리지 않는 것은 바로 면역시스템이 가동하기 때문이다.

면역시스템은 신체의 손상된 부분을 복원하고, 질병을 일으키는 유해 세균이나 바이러스, 해로운 물질, 암세포, 독소 등을 제거하는 중요한 역할을 한다. 때문에 면역시스템이 건강하면 세균과 바이러스의 침입과 수많은 질병으로부터 자유로울 수 있다.

면역시스템이 제대로 가동되려면 백혈구의 활동이 활발하게 이루어져야 한다. 사실상 백혈구가 면역시스템을 구축하고 있다고 해도 과언이 아닐 정도로 백혈구의 활동이 중요하다. 백혈구는 혈액과 세포조직에서 이물질을 잡아먹거나 항체를 형성함으로써 감염으로부터 신체를 보호한다. 백혈구는 적의 침입으로부터 나라를 지키는 병사들처럼 우리 몸을 지킨다.

백혈구의 활동이 건강하고 면역시스템이 제대로 가동되려면 몸이 따뜻해야 한다. 체온이 낮아지면 백혈구 종류 중 하나로 면역 반응에 직접적인 작용을 하는 림프구의 비율이 30% 이하로 줄어들고 체온이 상승하면 림프구의 비율도 함께 높아진다.

하지만 림프구가 많다고 다 좋은 것은 아니다. 림프구의 수가 지나치게 증가하면 다시 체온이 떨어지게 된다. 림프구의 수가 과다한 상태로 체온이 낮아지면 아토피성 피부염, 천식 등과 같은 알레르기성 질환에 노출되기 쉽다.

반대로 림프구의 수가 줄어든 상태로 체온이 낮아지면 위궤양과 같이 세포조직이 파괴되는 질병에 걸리기 쉽다.

다시 말해 림프구가 많아지든 적어지든 그 적절한 균형이 깨져 체온이 낮아지면 질병에 노출된다.

발열은 치유 반응이다

예부터 '감기는 앓아야 낫는다' 고 했다. 감기에 걸렸을 때 약을 먹으면 7일 만에 낫고 먹지 않으면 일주일 만에 낫는다는 우스갯말도 있다. 왜 이런 말이 생겨난 것일까?

감기는 보통 추울 때 걸린다. 날씨가 추우면 체온이 떨어지고 림프구의 비율도 줄어들어 신체의 면역력이 약해진다. 그러면 우리 몸은 열을 발생시켜 림프구의 비율을 증가시킴으로써 면역력을 되찾으려 한다. 이처럼 우리 몸이 깨어진 신진대사의 균형을 바로잡으려 하는 과정에서 열이 발생하기 때문에 감기에 걸리면 열이 나는 것이다.

그런데 열이 난다고 해열제를 먹어버리면 균형을 되찾으려는 신체의 노력이 물거품으로 돌아가게 된다. 림프구 수는 증가하지 않고 약해진 면역시스템도 회복되지 않으니 감기도 낫지 않는다.

이렇듯 감기에 걸렸을 때 서둘러 약을 먹어 치료하는 것보다 몸이 스스로 치유하도록 자연스럽게 두는 것이 오히려 효과적이라는 것을 거듭 경험하면서 이러한 우스갯말이 만들어진 것이라고 할 수 있다.

열은 혈액이 오염되었을 때도 발생한다. 혈액이 더러워지면 염증이 생기는데 이때 발열이 동반된다. 몸이 혈액 속의 오염물질을 태워 없애 몸을 깨끗한 상태로 만들려고 하기 때문이다.

몸에서 열이 나면 몸속 세포와 장기의 활동이 활발해지는 반면 유해 세균의 활동은 크게 둔화된다. 발열은 신체의 가장 중요한 치유활동 중 하나이다. 체온이 올라가면 면역력이 강해지고 혈액도 깨끗해지니 몸이 자연스럽게 건강해 진다.

열은 암세포도 이긴다

암세포는 35℃에서 가장 잘 자라고 39.3℃ 이상이 되면 죽는다. 때문에 체온이 낮으면 암세포의 공격을 받기 쉽다. 반면 암세포는 열에 약하기 때문에 열을 잘 이용하면 암을 예방하고 이겨낼 수 있다.

암을 치료하는 데 열을 이용하기 시작한 것은 고대 그리스 시대부터라고 한다. 신진대사가 지나치게 활발해져 땀과 열이 많이 나는 바제도우병 환자가 암에 잘 걸리지 않는

다는 보고도 있으며, 단독(상처에 연쇄상구균이 들어가 생기는 급
성전염병)과 같이 고열을 동반하는 병에 걸린 후 암이 치유
된 사례도 미국과 독일에서 여러 차례 찾아볼 수 있다. 현
대의학에서도 이러한 점이 증명되어 각종 암 치료에 열을
이용한 치료 방법이 도입되고 있다.

고주파 열 치료, 전이성 간암에도 효과
- 건양대병원 간암치료팀 아태간학회서 발표 -

수술하지 않고 간암을 치료하는 고주파 열 치료가
원발성은 물론 전이된 간암에도 효과적이라는 임상결
과가 나와 관심이 모아지고 있다.

건양대학교병원 간암치료팀 소화기내과 강영우 교
수와 영상의학과 정동진 교수는 지난 26일 서울 COEX
에서 개최된 아시아·태평양 간학회(APASL)에서 이 같
은 연구결과를 발표해 참석자들의 시선을 끌었다. 그
동안 고주파 열 치료는 원발성 간암에 효과가 좋다고
알려져 있었지만 전이된 간암에 대해 비교분석한 보고
는 거의 없었기 때문이다.

고주파 열 치료는 초음파로 간암 부위를 보면서 바늘 모양의 길고 가는 전극을 암 덩어리에 넣고 고주파 전류를 보내 순간적으로 섭씨 100도 이상의 고열을 발생시켜 암을 괴사시키는 방법이다. 이 시술은 간에 에탄올을 주입하는 치료법보다 환자의 고통이 적고 1회 시술로 끝낼 수 있어 안전하고 재발이 적은 것이 장점으로 알려져 왔다. 그동안 이 치료법은 주로 원발성 간암에 적용해 왔는데 암의 크기가 25.3±10.1㎜ 인 경우 가장 치료 효과가 좋은 것으로 평가되고 있다.

건양대병원 간암치료 팀은 지난 2002년 3월부터 2006년 4월까지 이 병원에서 고주파 열 절제술을 받은 원발성 간암환자 37예와 전이성 감암환자 25예(위암 10, 대장암 10, 유방암 2, 췌장암 2, 요관암) 등을 추적·분석한 결과 간암이 완전히 소실된 경우는 각각 97%와 96%, 간 내 재발률은 8.1%와 24%로 나타나 원발성 간암 뿐 아니라 전이된 간암에서도 이 치료법이 매우 유용하다는 결과를 얻어냈다.

강영우 교수는 "그동안 시술받은 환자를 대상으로 CT를 촬영해 암의 치료여부를 관찰했으며, 이후 3개월

마다 재촬영해 국소 재발, 간내 전이, 간외 전이 등을 추적 관찰했다.”면서 “원발성이든 전이성이든 암의 크기가 30㎜ 이하의 경우 가장 효과가 좋은 것으로 나타났다.”고 밝혔다.

-보건 타임즈 2008-03-31

이처럼 열은 현대의 가장 무서운 병 중 하나인 암도 무력화 시킬 만큼 강력한 치유력을 가지고 있다.

2) 열을 어떻게 다스릴까?

이처럼 열이 건강에 이롭다고 해도 무턱대고 체온을 올리려고 하거나, 정확한 정보 없이 열을 이용한 치료를 해서는 안 된다. 몸의 상태와 체온의 변화 그리고 자신의 체질을 제대로 알고 열을 다스려야 건강한 삶을 누릴 수 있다.

머리는 차고 발은 따뜻하게

체온을 다스리기 위해서는 먼저 어떠한 몸 상태가 가장 건강한 상태인지 알아야 한다.

'두한족열(頭寒足熱)' 은 가장 건강한 몸의 상태이다. 체질이 건강한 사람은 두한족열, 즉 머리는 차고 발은 따뜻한 상태가 항상 유지되어 신진대사가 원활하다.

우리 몸은 음(陰)과 양(陽)의 기운이 조화롭게 순환해야 건강을 유지할 수 있다. 음의 기운은 찬 곳으로 흐르고 양의 기운은 따뜻한 곳으로 향한다. 그런데 하체가 차면 하체로 가야할 양의 기운이 내려가지 못하고, 상체로 가야할 음의 기운이 위로 올라가지 못한다. 두한족열 상태가 되지 못하고 혈액과 기의 흐름이 막히니 건강에 이상이 생긴다.

건강에 이상이 있는 사람들의 체온을 살펴보면 대부분 상체에 비해 하체가 차갑다. 하체가 차가워지면 기와 혈액이 상체로 쏠린다. 그러면 하체에 보존되어 있어야 할 열이 얼굴이나 손발 쪽으로 이동해 몸의 표면으로 빠져나가는데 이때 발한, 발진, 고혈압, 두근거림, 불안초조, 가래, 구내염, 변비 등의 증상이 나타난다. 이러한 상태가 계속되면 병이 생긴다.

두한족열 상태가 되려면 잠을 충분히 자고 피로를 제때 풀어주어야 하며, 하체를 항상 따뜻한 옷으로 보호하고 따뜻한 장소에 있도록 해야 한다.
또한 혈액순환이 원활하도록 하여 신진대사의 흐름에 막힘이 없도록 해야 할 것이다.

열체질과 냉체질

이렇듯 두한족열의 체온 상태가 건강의 기본이라고는 하지만, 이러한 건강 체질을 유지하고 사는 사람은 그리 많지 않다. 이와 같은 건강 체질을 가지지 못한 사람들은 냉기와 온기의 흐름을 살펴 크게 열체질과 냉체질로 나눌 수 있다.

열체질은 신체 겉 부분의 체온은 높으나 몸속은 차가운 상태를 말한다. 몸속이 차가워져 열이 바깥으로 나오니 머리에 열이 올라 정신이 맑지 못하고 쉽게 피로를 느낀다.

가슴에도 열이 차 있어 심장과 폐의 기능이 좋지 않기 때문에 조금만 움직여도 숨이 차고 태열과 여드름 등 지방성 피부질환이 생기기 쉽다. 혈액순환도 활발하지 못하여 고혈압, 비만, 당뇨에 노출되기 쉬우며 안압이 높아지고 시력이 나빠지는 경우도 있다.

열체질인 사람들은 가슴에 차 있는 열 때문에 쉽게 갈증을 느끼고 차가운 물과 음식을 자주 섭취하는 경우가 많은데, 이러한 행동은 오히려 몸속을 더 차갑게 만들 뿐이다.

많은 이들이 몸의 표면에 나타나는 열만 보고 자신의 몸이 따뜻하고 열이 많다고 생각한다. 이 열이 몸속이 차가워져 생긴 가짜 열이라는 것을 알지 못하기 때문이다.

이렇게 몸속의 열이 몸의 표면으로 올라와 밖으로 다 빠져나가버리고 차가워지면 몸이 냉체질로 변한다. 냉체질이 되면 손발이 차가워지고 여름에도 추위를 심하게 타게 된다. 열이 몸 밖으로 다 빠져나갔다고는 하지만 머리에는 아직 열이 남아 있어 여전히 정신이 맑지 못하며, 피부가 차가워지고 탄력과 윤기가 줄어들며 건조하게 변한다.

냉체질인 사람 가운데는 체중이 정상 이하이거나 마른 비만인 사람이 많으며 비듬, 건선, 버짐, 곰팡이 등의 피부 질환을 가진 사람도 많다. 또한 몸속이 차가워지면 여러 신체 기관과 장기의 기능이 약화되는데, 그러면 가볍게는 손발 저림, 소화 불량부터 빈혈, 부인병, 만성질환, 뇌졸중, 심장병까지 온갖 병이 생기게 된다.

많은 현대인들이 이러한 냉체질을 가지고 있지만 이에

대해 제대로 알지 못해 건강을 지키지 못하고 있다. 문제의 핵심은 '몸속의 냉기(冷氣)' 다. 손발이 따뜻하다고 해도 냉체질이 아니라고 진단하기는 어렵다. 몸의 표면이 아니라 몸속의 온도를 확인해야 한다. 몸속에 냉기가 가득하면 건강할 수 없다.

그렇다면 체온이 떨어져 몸에 냉기가 가득한 냉체질이 되면 어떤 병이 생길까?

다음 장에서는 체온이 낮아져서 생기는 대표적인 질병들에 대해 알아보기로 하겠다.

체질은 기의 상태에 따라 나타난다. 체질은 타고나는 것이기도 하지만 살아가면서 조금씩 변하는 것이기도 하다. 건강하지 못하다고 실망할 필요는 없다. 자신의 체질을 정확히 알고 그에 맞게 열을 다스리면 생명 온도가 되살아나 몸의 기능이 정상화되어 건강을 되찾을 수 있다.

몸속의 장기가 건강하게 움직이려면 열의 기운이 충분해야 한다. 그렇지 못하고 몸속이 차가워 냉체질이 되면 온갖 질명에 시달리게 된다. 그렇다면 나는 냉체질일까? 아래의 사항을 꼼꼼히 살펴보며 자신의 체질을 알아보자. 이중 하나라도 해당되면 냉체질이다.

① 아침 체온이 35℃ 보다 낮으면 냉체질이다.

② 얼굴이 붉고 입술이 보라 빛이면 냉체질이다.

혈액순환이 원활하지 못하면 얼굴이 붉게 달아오르고 하체는 차가워진다. 얼굴이 자주 달아오르는 사람은 아랫배가 차갑다.

③ 손발이 따뜻해도 배가 차면 냉체질이다.

몸속의 장기를 움직이는 데 쓰일 열이 몸 밖으로 빠져나가, 몸속이 차갑게 식으면 이러한 생태가 된다.

④ 조금만 움직여도 땀이 나면 냉체질이다.

땀이 쉽게 나는 것은 몸속에 수분이 너무 많아 밖으로 내보내려 하기 때문이다. 수분이 과잉되면 체온이 떨어져 냉체질이 된다.

⑤ 어혈(瘀血)이 나타나면 냉체질이다.

어혈은 몸이 차가워져 혈액순환이 막힐 때 생기는 증상이다. 어혈이 있으면 눈 밑이 검어지고 생리불순이 생기며 멍이 잘 든다.

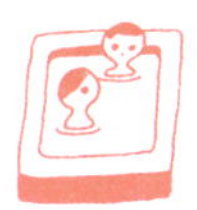

3. 저체온으로 인해 생기는 질병

1) 소화기 질환 발생

소화기는 음식물의 소화와 배설 기능을 담당하는 기관이다. 우리 몸은 소화 작용으로 수분과 영양분을 흡수한다. 입으로 들어간 음식물은 식도를 통해 위장으로 내려가 소화되기 시작한다. 위에서 소화 작용이 끝나면 음식물이 장으로 내려가는데, 장에서 다시 한 번 소화 작용이 일어나 남은 영양분이 몸속으로 흡수된다.

이 과정에서 소화되지 않고 남은 찌꺼기들은 대장과 항문을 통해 몸 밖으로 나가게 된다.

소화 작용이 일어날 때 각 소화 기관에서는 소화 효소와 소화액을 내뿜는다. 그런데 체온이 낮으면 소화액이 제대로 분비되지 않는다. 소화 효소 또한 정상체온에서 가장 잘 분비되기 때문에 체온이 낮아지면 소화가 잘 이루어지지 않아 소화기능에 이상이 생긴다. 때문에 만약 소화가 잘 되지 않으면 먼저 체온이 정상인지 확인할 필요가 있다.

만성 소화불량

저체온으로 인해 소화기관의 기능이 떨어져 소화가 잘 되지 않는 상태를 말한다. 음식물을 소화해 흡수하려면 많은 에너지가 필요하기 때문에 식사 후에는 음식물 섭취량에 따라 혈액의 40%까지 위에 집중된다.

그런데 저체온이 되면 심장의 혈류량의 떨어져 혈액이 제대로 공급되지 않고 소화 효소와 소화액의 분비도 원활하게 이루어지지 않는다. 그러면 소화기능이 저하되고 이 상태가 지속되면 만성 소화불량에 걸리게 된다.

위, 십이지장 궤양

음식물이 몸속으로 들어오면 소화기관에서 강한 산성을 띤 소화액과 소화 효소를 분비해 음식물을 분해하고 흡수한다.

　이러한 소화 물질에 노출되었는데 단백질로 이루어진 소화기관이 분해되지 않고 멀쩡한 이유는, 소화 작용이 일어날 때 몸속에서 장기가 소화되지 않도록 보호시스템이 가동되기 때문이다.

　그런데 체온이 낮아져 혈액순환에 이상이 생기면 이러한 시스템이 제대로 작동하지 않는다. 위, 십이지장 궤양은 이러한 보호시스템에 문제가 생기면 발생한다.

　특히 위와 십이지장의 경계인 유문(幽門)이 망가져 작동하지 못하면 강한 산성을 띤 위액이 십이지장으로 흘러들어가 장막을 파괴한다.

　또한 위가 차가워지면 제 기능을 잃고 오작동하여, 단백질 분해 효소인 펩시노겐이 펩신으로 바뀌어 위를 구성하고 있는 단백질을 소화시킨다. 그러면 궤양이 발생해 심한 속쓰림과 통증이 생긴다.

위염

　앞서 언급했듯 소화기관에는 장기의 손상을 막는 보호시스템과 단백질 등 영양소를 분해하는 소화 인자가 공존한다. 그런데 저체온 때문에 혈액이 충분히 공급되지 못하면 보호시스템이 약해져 소화 인자의 공격을 효과적으로 막아내지 못한다. 이 싸움의 과정에서 염증이 생기는 것을 급성위염이라고 한다.

　급성위염이 습관적으로 반복되면 만성위염으로 발전한다. 위에는 어떤 물질도 녹여버릴 수 있는 pH1 위산이 분비되는데 이것은 영양소 중에 가장 단단하다는 단백질도 쉽게 분해한다.

　위 점액이 분비되어 위벽을 보호할 때는 아무 문제도 없지만 저체온으로 점액 분비가 줄어들면 위산이 다른 분해효소와 결합해 위벽을 소화시켜 버린다. 이렇게 만성위염의 한 종류인 소화성 궤양이 생긴다.

변비

배가 차가워지면 가장 먼저 나타나는 현상이 바로 변비다. 변비는 복부비만, 생리통, 어깨 통증, 두통 등을 유발할 수 있다.

변비는 장에 살고 있는 여러 가지 세균의 균형이 깨지면 발생한다. 정상체온에서는 몸에 유익한 균이 강해지고 체온이 낮아지면 몸에 해로운 균이 강해진다.

이렇게 균형이 깨지면 유해균이 활발하게 활동하며 독소를 배출해 장의 체온을 낮춘다. 때문에 변비가 생기면 유익한 균이 활발히 활동할 수 있도록 배를 따뜻하게 해주고 수분을 충분히 섭취해야 한다.

설사

장내 독소는 배탈과 설사를 유발한다. 상한 음식을 섭취하거나 저체온으로 유해균의 활동이 늘어나 독소가 증가하면 유익한 세균들이 재빨리 수분을 끌어와 독소와 유해균을 수분으로 가둔 뒤 몸 밖으로 내보내는데, 이것이 설사다.

또한 찬 음식을 과다 섭취하면 우리 몸의 체온이 떨어지는 것을 막기 위해 빨리 몸 밖으로 내보내려 하기 때문에 설사를 하게 된다.

치질

치질은 항문 위에 있는 직장의 정맥들이 모인 정맥총이 부풀어 오른 것이다. 몸속으로 흡수되어야 할 여러 물질들이 혈관 속을 돌아다니다가 괄약근 쪽 체온이 낮아지면 그곳에서 움직이지 못하고 쌓여 뭉치게 된다.

이것이 커지면 혈관이 부풀고 심하면 파열되어 치질이 생긴다. 때문에 치질을 예방하기 위해서는 찬 곳에 앉거나 찬 음식을 자주 섭취하는 것을 피해야 한다.

이 외에 대장의 유해균 농도가 높아서 생기는 궤양성 대장염, 비정상적인 높은 복압이 원인이 되는 게실염, 위가 탄력을 잃고 늘어지는 위하수증, 소장에 발생하는 크론씨병 등도 모두 체온 저하로 인한 혈액순환 장애와 면역시스템 약화로 생기는 질병이다.

2) 갑상선 질환 발생

기관지 좌우에 위치하고 있는 갑상선은 몸속의 호르몬을 관장하는 기관이다. 갑상선은 신체의 에너지 흐름을 조율한다.

우리 몸에 에너지가 필요하면 뇌하수체에서 갑상선에게 명령을 내려 몸속의 세포를 활성화시킨다. 에너지를 만들어내는 데 필요한 영양소를 공급하도록 지시하는 것도 갑상선의 일이다.

하지만 체온이 낮아져 혈액순환이 저하되고 영양 공급이 제대로 되지 않으면 갑상선은 심하게 스트레스를 받는다. 뇌하수체가 갑상선이 역할을 제대로 하지 않는다고 판단해 갑상선을 계속 자극하기 때문이다.

이때 우리 몸은 쉽게 피로를 느끼고 무기력증, 떨림 등의 증상이 나타나며 여러 갑상선 질환이 나타난다.

갑상선기능항진증

뇌하수체 주위의 온도가 낮아지면 갑상선을 관장하는 기능이 떨어져 호르몬 과잉 분비를 유발한다. 그러면 음식물을 충분히 섭취해도 그 영양분이 모두 에너지 대사 작용에 이용되어 체중이 감소하고 근육이 약해지며 눈이 튀어나오는 증상이 나타난다. 이를 갑상선기능항진증이라 한다.

갑상선기능저하증

체온 저하로 갑상선의 기능이 떨어져 인체에서 필요로 하는 양의 갑상선호르몬을 갑상선에서 만들어 내지 못하여 호르몬 분비가 감소하면 갑상선기능저하증이 생긴다.

이 병이 생기면 기력이 감퇴하고 추위를 몹시 타며 탈모 증세도 나타나는데, 남성은 성욕 감퇴, 여성은 월경불순 증세를 보이기도 한다. 또한 신진대사가 저하되기 때문에 부종, 기력 감퇴, 오한, 탈모, 피로 및 허약감, 권태감, 체중 증가, 변비, 식욕 감퇴 등의 증상이 생긴다.

3) 간 질환 발생

간은 우리 몸에서 가장 큰 장기이다. 우리 몸속에 소화 흡수된 대부분의 영양소는 심장으로 가기 전 문맥이라는 특수한 혈관을 통해 간으로 들어간다.

간은 이 영양소를 사용해 생명 유지에 필요한 물질을 생산하고 저장하며 용도에 맞게 전환시키는 기능을 담당하고, 쓸개즙을 생산하며 해독 작용을 한다.

순환 혈액량 조절과 물, 전해질 대사, 혈액 응고 인자 생성에 이르기까지 수없이 많은 기능들을 담당하고 있는 간은 말 그대로 인체의 핵심 기관이다.

간은 내장기관의 중추로 그 작용이 매우 복잡하고 유해 물질과 세균에 접할 기회가 많아 병의 양상도 매우 다양하게 나타난다.

특히 체온이 낮아져 혈액 순환이 제대로 이루어지지 않으면 발열기관으로서 제기능을 발휘하지 못하고 간염을 비롯해 간경화, 담석증 등의 질환이 발생한다.

간염

몸속으로 들어간 모든 독소와 유해 성분은 모두 간으로 향한다. 간이 이러한 유해물질을 분해하여 해독하기 때문이다. 이 과정이 제대로 이루어 질 때 간은 온도가 높고 면역력이 강하다.

그런데 몸속에 중금속 같이 해독이 불가능한 유해물질이 들어오면, 혈관에 이것이 쌓여 혈액의 흐름을 막아 저체온을 유발한다. 체온이 낮아지면 간이 활동 에너지를 제대로 공급받지 못해 간 기능에 문제가 발생한다.

간 기능에 문제가 발생하면 해독작용이 원활하지 못하게 되는데, 그렇게 되면 몸 속에 유해물질이 많아져 우리 몸을 보호하려는 백혈구와 유해물질 간 싸움도 잦아진다. 이 과정에서 간에 염증이 발생하면 간염이 생긴다.

간경화

저체온으로 간염이 발생해 제대로 치유되지 않으면 간의 기능이 더욱 약해진다. 간 기능이 계속 저하되면 해독 능력도 함께 떨어져 유해물질이 더욱 기승을 부리게 된다.

백혈구가 유해물질과 맞서 싸워도 상황이 나아지지 않으면 간은 안간힘을 다해 유해물질을 없애기 위한 폭격에 돌입한다.

문제는 이때 간이 유해물질만을 골라서 없애는 것이 아니라 정상 간세포까지 상처를 입힌다는 점이다.

이로인해 염증이 생기면 간 조직이 재생결절(regenerative nodules : 작은 덩어리가 만들어지는 현상) 등의 섬유화 조직으로 바뀌는데 이것을 간경화증이라고 한다.

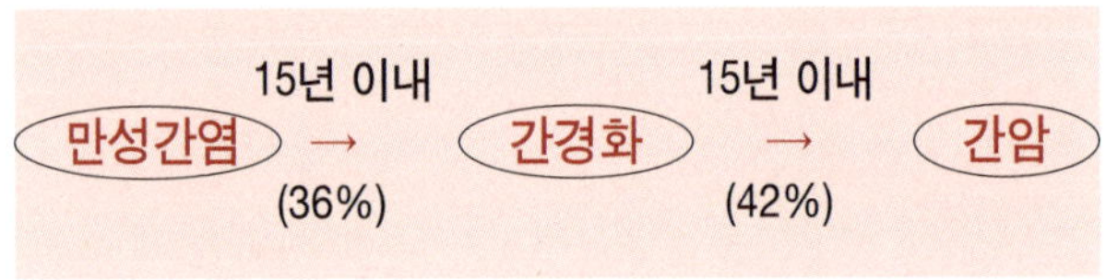

복수

간이 저체온으로 인해 크게 손상되었을 때 나타날 수 있는 증상이다. 간이 손상을 회복하지 못하고 간경화나 간암이 생기면 간이 더는 해독작용을 할 수 없게 된다. 이 단계가 되면 우리 몸은 최후의 수단으로 수분을 끌어 모아 유해물질을 가두어두려고 한다.

우리 몸은 사용할 수 있는 가장 넓은 장소인 복막 쪽 공간에 수분을 가득 채우고 유해물질을 가두는데, 이러한 현상을 복수가 찬다고 한다. 이때 복수를 모두 빼버리면 유해물질의 농도가 높아지기 때문에 함부로 빼내서는 안 된다.

복수가 차오르면 혈액순환에 막대한 지장이 생기며 소화 관련 기능도 크게 떨어진다. 이때 복수 쪽을 따뜻하게 하면 혈액순환을 개선하고 몸의 정화 작용을 도울 수 있다.

4) 심혈관계 질환 발생

우리 몸이 정상체온을 유지하려면 혈액의 움직임이 활발해야 한다. 이러한 혈액의 움직임을 관장하는 곳이 심장이다. 심장은 하루에 약 10만 번 가량 펌프질을 하여 30만 톤의 혈액을 움직인다.

혈액은 온몸 구석구석으로 영양분과 산소, 면역에 필요한 항체를 나르고 몸을 따뜻하게 한다. 혈액의 통로인 혈관은 약 10만 Km에 달하는데, 심장에서 뿜어낸 혈액은 단 20초 만에 온몸을 돌고 다시 심장으로 돌아온다.

강력한 펌프질을 쉼 없이 계속하기 때문에 심장의 온도는 무척 높다. 그런데 현대인의 심장은 과거에 비해 차가워지고 있다. 무절제한 생활습관과 환경오염 등으로 우리 몸이 심한 스트레스를 받기 때문이다. 심장이 식으면 신체가 점점 굳어져 혈액의 흐름이 막히게 되고 협심증, 저혈압, 뇌졸중, 치매 같은 병이 생기기 쉽다.

협심증

심장에서 공급되는 혈액의 5%는 심장의 활동을 위해 사용된다. 그런데 심장에 저체온 현상이 일어나 혈관이 수축되거나, 혈전이 심장을 둘러싸고 있는 관상동맥을 막아 심장의 활동을 위해 사용되어야 할 혈액이 제대로 공급되지 않으면 산소 및 영양 공급이 급격하게 줄어들게 되어 협심증이 생긴다.

부정맥

심장의 혈액 박출 활동은 심장의 수축과 이완이 반복되며 이루어지는데, 이러한 활동은 심장근육세포에 전기 자극이 가해져야 일어난다.

심장에는 이러한 전기 자극을 만들어내는 조직과 이를 심장근육세포에 전달하는 조직이 있는데, 저체온증으로 이러한 조직의 활동이 둔해져 전기 자극이 잘 만들어지지 못하거나 자극의 전달이 제대로 이루어지지 않으면 심장이 규칙적으로 박동하지 못하고 박동 수가 비정상적으로 빨라

지거나 늦어지거나 혹은 불규칙해지는데, 이를 부정맥이라
고 한다.

저혈압

혈압을 측정했을 때 최고 혈압이 100mmHg, 최저 혈압
60mmHg 이하로 나오면 저혈압이다. 저혈압인 사람들은
손발이 차고 쉽게 지친다. 심장의 온도가 떨어지면 심장의
혈액 박출 기능도 떨어져 피를 온몸으로 보내는 힘도 약해
진다. 이렇게 되면 혈액이 정상 속도로 움직이지 못해 저혈
압이 생긴다.

뇌졸중

뇌졸중은 뇌혈관의 저체온 현상으로 나타난다. 기능이
복잡한 뇌는 혈액의 사용량도 신체 기관 중에 가장 많다.
체내 산소 소비량도 전체의 1/3에 달한다.

뇌는 신체의 모든 활동을 관장하는 중요한 기관이기 때
문에 혈액과 산소의 공급량이 항상 충분해야 한다. 그런데

저체온으로 뇌혈관에 혈전이 가득 차면 혈액 순환이 잘 이루어지지 않는다. 이렇게 혈전으로 막혀 있는 뇌혈관의 압력이 커지다가 최고조에 이르면 혈관이 터져버린다.

뇌졸중은 이렇게 뇌혈관이 막혀서 발생하는 뇌경색과 뇌혈관의 파열로 인해 뇌 조직 내부로 혈액이 유출되어 발생하는 뇌출혈을 통틀어 일컫는 말이다. 한방에서는 이를 중풍(中風)이라고 한다.

5) 뼈와 관절에 질병 발생

관절염이나 디스크, 골다공증 같은 뼈와 관절에 발생하는 질병들도 체온의 변화와 밀접한 관련이 있다. 체온이 낮아져 혈액순환이 제대로 되지 않으면 혈액 속에 있는 영양분도 제대로 전해지지 않게 되며 이로 인해 골다공증, 디스크, 관절염과 같은 질환이 발생한다.

퇴행성관절염

우리 몸이 움직이려면 반드시 사용될 수밖에 없는 부위가 바로 관절이다. 뼈와 뼈가 맞닿는 부위인 관절이 부드럽게 움직이는 것은, 연한 뼈조직인 연골과 뼈들이 서로 닿는 부위에 윤활액이 완충작용을 하기 때문이다.

우리가 걷고 뛰며 관절을 움직일 때마다 연골은 마찰로 인해 조금씩 닳는다. 이는 자연스러운 생체현상으로 관절 부위에 혈액순환이 잘 될 때는 아무런 문제도 일어나지 않는다. 그런데 혈액이 제대로 순환하지 않아 영양분이 충분히 공급되지 않으면 윤활액이 부족해져 연골이 심하게 손상된다. 퇴행성관절염은 이러한 연골의 손상이나 퇴행성 변화로 인해 관절을 이루는 뼈와 인대 등에 손상이 일어나서 염증과 통증이 생기는 질환으로, 관절의 염증성 질환 중 가장 발생 빈도가 높다.

류머티즘성 관절염

저체온이 심해지고 몸에 영양이 부족해지면 손상된 연골이 감염되어 류머티즘성 관절염이 생긴다.

이 병에 걸리면 관절을 싸고 있는 활막에 염증이 발생하는데, 점차 연골과 뼈로 염증이 퍼져 관절이 기형적으로 변하고 뒤틀리며 심한 통증에 시달리게 된다. 이 질환은 빈혈, 건조증후군, 피하 결절, 폐섬유화증, 혈관염, 피부 궤양 등을 유발할 수도 있다.

류머티즘 관절염은 저체온으로 인한 자가면역성 질환이다. 관절의 체온이 낮아지면 혈액순환이 원활하지 않아 관절 주변의 독소와 이물질, 세균들이 밖으로 배출되지 못하고 관절 주위에 고이게 된다. 그러면 백혈구가 몸을 보호하기 위해 이 유해물질들과 싸움을 벌이는데, 이 과정에서 통증과 발열이 생긴다.

그런데 이러한 공격이 성공하지 못하면 백혈구는 더욱 강력한 공격을 퍼붓는다. 이때 유해물질 뿐 아니라 관절의 세포까지 함께 공격을 받아 류머티즘 관절염이 생긴다.

6) 암의 발생

암은 35℃ 정도의 저체온에서 발생하는 비정상적인 세포 덩어리다. 여러 원인으로 저체온이 되면 혈액순환이 원활하게 이루어지지 않는다. 그러면 세포가 영양 공급을 제대로 받지 못해 신진대사에 문제가 생긴다.

신체의 가장 작은 단위인 세포는 자체 조절 기능에 의해 분열 및 성장하고, 수명이 다하거나 손상되면 스스로 사멸하여 전반적인 수의 균형을 유지한다. 그런데 위와 같은 이유로 세포의 조절 기능에 문제가 생기면 사멸해야 할 비정상 세포들이 과다 증식하고 주위 조직과 장기에 침입해 덩어리를 형성한다. 이러한 세포덩어리는 기존의 구조를 파괴하거나 변형시켜 신체기관의 기능에 막대한 손상을 입히는데, 이것을 암이라 한다.

암의 종류는 270여 가지에 달하지만 인체에서 가장 뜨거운 장기인 심장과 소장에는 암이 생기지 않는다. 이는 암이 차가운 것을 좋아하고 뜨거운 것을 싫어한다는 증거이다. 몸을 항상 따뜻하게 보호하면 암을 예방할 수 있다.

7) 피부질환의 발생

피부는 우리 몸의 표면으로 몸속 장기와 상호작용을 한다. 간에 이상이 생기면 피부는 검은색 혹은 노란색으로 변하며 위에 문제가 생기면 피부에 붉은 기운이 나타나고 피부가 거칠어진다. 피부 상태를 보면 몸속의 사정이 훤히 보인다.

피부는 몸속의 열과 독소가 밖으로 배출되는 공간이기도 하다. 그래서 간이나 위가 저체온으로 그 기능에 이상이 생기면 몸 밖으로 빠져나가는 열기와 독소로 인해 여드름이나 뾰루지 같은 증상이 생기게 된다. 이러한 증상은 저체온으로 인한 호르몬 분비 기능 이상으로 발생하기도 한다.

또한 요즘 사회적인 문제가 되고 있는 아토피도 저체온에서 비롯된다.

보통 아토피가 몸속 열이 과잉되어 나타난다고 생각하기 쉬운데, 사실 이 열기는 몸속의 체온이 낮아져 우리 몸이 정상 체온을 유지하려 열을 내기 때문에 생기는 것이다.

환경오염으로 인한 독소 노출, 영양 불균형, 면역 시스템의 이상 등으로 몸속 온도가 낮아지면 신체 기능이 오작동을 일으켜 생기는 병이 아토피다. 아토피는 유해 독소에 노출되지 않도록 생활환경을 바꾸고 열을 정상 상태로 회복시키지 않으면 나을 수 없다.

8) 비만의 발생

비만은 몸에서 지방이 차지하는 비율이 높고 체중이 매우 많이 나가는 신체의 상태를 말한다. 비만은 병에 의해 생기는 예외적인 경우를 제외하면 잘못된 식습관, 과도한 영양 섭취, 운동 부족 등이 그 발생 원인으로 알려져 있다. 하지만 한 가지 간과한 것이 있다 바로 체온과의 관계다.

몸이 차고 혈액순환이 둔화되면 우리 몸은 장기의 체온을 유지하기 위해 지방을 끌어 모은다. 그런데 이렇게 몸에 지방이 축적되면 다시 심장의 기능이 떨어지고 혈액순환이 잘 이루어지지 않아 다시 체온이 떨어지고 지방이 축적되는 과정이 반복된다.

악순환은 여기에서 끝나지 않는다. 비만이 되면 보통의 신체보다 세포의 대사 기능이 떨어진다. 그러면 몸속으로 들어온 영양분을 세포 내에서 연소시키지 못해 영양분이 그대로 몸속에 쌓이게 된다. 이렇게 과잉된 영양분은 지방으로 변해 축적되고 비만은 더욱 심해진다.

세포 내에서 영양분을 지나치게 연소시켜 활성산소를 생산하는 문제도 간과할 수 없다. 활성산소는 여러 장기를 공격하는데 그러면 장기의 기능이 약해지거나 질병이 생겨, 비만을 부르는 저체온이 되어버리고 만다. 몸을 따뜻하게 하여 체온 상승을 돕지 않으면 이러한 악순환의 고리를 끊어낼 수 없다.

비만 측정 방법

자신의 신장(cm) - 100 = 표준체중(kg)

-체중과다 : 계산된 결과가 표준체중을 10% 초과할 경우

-비만 : 계산된 결과가 표준 체중을 20% 초과할 경우

9) 여성질환의 발생

여성의 신체 중 임신과 출산에 관계되는 부위에 이상이 생기거나, 여성호르몬의 영향으로 발생하는 질병을 보통 부인병, 혹은 여성질환이라고 한다.

몸이 따뜻하고 대사 작용이 원활한 여성은 여성질환에 걸리지 않는다. 생리통이나 자궁내막증, 자궁경부 질환, 자궁의 혹 등 대부분의 여성질환이 몸속의 냉기와 수분 과잉으로 인해 발생한다.

여성질환으로 고통 받는 이들 중에는 허리 아래 쪽 체온이 아주 낮은 경우가 많다. 배꼽을 기준으로 위로 향할수록 체온이 낮고 아래로 향할수록 체온이 높아야 하는데, 아래의 열이 위로 빠져나가면 여성질환의 대표 증상인 두통, 어깨 결림, 얼굴 화끈거림과 가슴 두근거림, 구토, 귀울림 등의 증상이 생기게 된다.

여성질환에 시달리지 않으려면 항상 몸을 따뜻하게 하여 평상시 체온을 높여야 한다. 원인을 제거해야 병으로부터 자유로울 수 있다.

10) 남성질환의 발생

　남성질환은 전립선 이상, 정력감퇴, 발기부전과 같이 성기와 이와 관련된 신체 부위, 성 활동에 문제가 생겼을 때 발생한다. 남성질환이 생기는 근본 원인도 몸속의 냉기다.

　몸속이 따뜻해 남성의 성기 속에 있는 해면체에 혈액이 잘 공급되어야 발기가 잘 되고 성 활동이 활발해지는데, 몸속이 차가워지면 혈액이 잘 공급되지 않아 발기부전, 정력감퇴 등의 문제가 생긴다.

　체온이 낮아지면 혈액 공급이 원활하지 못해 전립선이 굳어지며 활동이 위축된다. 전립선은 정낭, 고환과 같이 생식을 담당하는 성기관이다. 전립선은 전립선액을 정자에 공급해 정자의 운동을 활발하게 하고 정자가 난자를 만나는 것을 돕는다. 이 전립선이 저체온의 영향으로 굳어지면 전립선 비대증이 생긴다.

　이 외에도 당뇨, 신장질환, 호흡기 질환, 신경질환, 신경쇠약, 우울증 등 일일이 다 열거할 수 없을 정도로 많은 질병들이 저체온으로 인한 혈액순환장애로 인해 생긴다.

질병만이 아니다. 탈모, 시력과 청력 저하, 원인 모를 근육 통증, 결림 등 우리를 괴롭히는 수많은 증상들이 저체온 때문에 생겨난다.

건강하게 살아가려면 우리 몸을 따뜻하게 하여 몸속의 냉기를 몰아내야 한다.
그렇다면 어떻게 해야 몸을 따뜻하게 만들 수 있을까?
다음 장에서는 우리 몸을 따뜻하게 만드는 다양한 방법에 대해 알아보기로 하자.

4. 온열요법 내 몸을 살린다

1) 반신욕이 몸을 따뜻하게 한다

우리 몸에 생기는 수많은 병이 몸속의 냉기 때문에 생긴다. 때문에 몸을 따뜻하게 하여 체온을 높이면 이 병들을 치유할 수 있게 된다. 문제가 생기면 문제의 원인을 찾아 없애야 하는 것과 같은 원리다.

몸이 따뜻하게 하면 혈액순환이 활발해지고 면역력이 높아져 병과의 싸움에서 승리할 수 있다. 실생활에서 간단하게 실천할 수 있는 온열요법으로 건강하고 행복한 삶을 되찾을 수 있다.

대표적 온열요법인 반신욕은 사람의 체온보다 약간 높은 온도인 38℃~40℃의 물에 몸의 아랫부분만 30분 정도 담그는 목욕 방법이다. 욕조에 앉았을 때 명치 아랫부분만 물에 잠기기 때문에 심장에 부담이 가지 않아 건강한 사람부터 병약한 사람까지 누구나 이용할 수 있다.

반신욕이란 무엇인가?

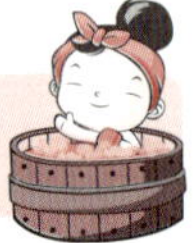

반신욕은 상체와 하체의 체온이 불균형한 상태를 바로잡고 몸속의 냉기를 제거하는 데 매우 효과적이다. 반신욕을 하면 하반신이 따뜻해지며 온기가 몸 전체로 퍼져 나가는데, 몸에 온기가 퍼지면 혈액순환이 활발해지며 신진대사가 균형을 찾는다. 또한 몸속의 노폐물과 독소가 땀과 함께 몸 밖으로 배출되어 몸의 정화작용이 활기를 찾는다.

반신욕을 하는 이유는 가장 건강한 신체 상태인, 머리는 차고 발은 따뜻한 '두한족열'의 상태를 얻고자 함이다. 전신욕을 하면 몸의 상체와 하체의 체온이 똑같이 올라가기 때문에 이것이 불가능해진다.

또한 수압이 심장에 부담을 주고 체열이 머리에 집중 되어 발한 효과도 떨어진다. 반면 반신욕을 하면 수압이 하체에만 작용하기 때문에 심장에 무리를 주지 않고 혈압 상승도 막을 수 있다.

반신욕을 하면 수많은 질병의 원인이 되는 냉기가 몸속에서 제거되고 체내 유해인자가 몸 밖으로 배출되기 때문에 병증이 완화되며 몸의 면역 기능이 살아나 질병 예방에도 효과가 높다.

1주일에 2~3회 정도 규칙적으로 하면 효과가 더 좋다.

반신욕, 잘못하면 독이다

그런데 이렇게 몸에 좋은 반신욕도 몸의 상태를 체크하지 않고 무리하게 하면 오히려 독이 될 수 있다. 컨디션과 체력을 고려하여 지혜롭게 이용해야 한다.

몸에 기운이 없거나 피로가 심하면 물의 온도를 조금 낮춰준다거나 입욕시간을 줄이는 등의 조치가 반드시 필요하다. 반신욕을 하던 중에도 가슴이 답답하고 어지럼증이 생기면 무조건 물속에서 나와 휴식을 취해야 한다.

격렬한 운동 직후에는 반신욕을 하지 않는 것이 좋다. 반신욕을 하면 신진대사가 활발해져 에너지 소모가 커지는데, 운동으로 이미 많은 에너지를 소모한 후 반신욕을 하면 몸에 무리를 줄 수 있다. 굳이 하고 싶으면 운동 후 최소 30분이 지난 후에 하는 것이 좋다.

음주 직후 반신욕은 위험하다. 술을 마신 후 반신욕을 하면 간의 해독작용에 필요한 혈액이 피부 쪽으로 이동해 알코올이 분해되지 못하고 몸속에 오래 남아 여러 신체 기관에 손상을 입힐 수 있다. 술을 먹은 날은 일찍 잠자리에 들고 다음날 반신욕을 하는 것이 좋다.

식사 직후나 공복 상태에서도 반신욕은 피하는 것이 좋다. 밥을 먹고 난 후 바로 반신욕을 하면 소화 활동이 원활하지 못하고 공복 상태에서는 몸에 무리를 줄 수 있으므로 식사 후 최소 30분 이상 지난 후 반신욕을 해야 한다.

반신욕의 효과는 무엇인가?

반신욕은 조선 말기에도 이용되었다는 기록이 있으며,

현대 한의학에서도 보조 요법으로 쓰고 있다.

반신욕은 생리불순이나 생리통 등의 부인병, 감기 예방에 효과가 있으며 정신적 긴장과 스트레스 완화에 탁월하다고 알려져 있다. 반신욕은 하체의 혈액순환을 활발하게 해 항문 주위를 따뜻하게 데워주기 때문에 치질이 심한 사람, 배변에 어려움을 겪는 사람들에게 권장한다.

반신욕은 또한 지방 분해와 배출을 도와 다이어트 효과가 있으며, 아토피성 피부염, 현기증, 간장병, 당뇨병, 관절통, 냉족, 스트레스 등의 치료에 보조 요법으로서 탁월한 효과를 발휘한 사례도 보고되고 있다.

올바른 반신욕 방법

⊙ 38℃~40℃의 물을 준비하고 공기의 온도가 22℃~24℃ 정도 되도록 욕실을 덥힌다.

⊙ 욕조에 들어가기 전에 먼저 손에 물을 묻혀 몸을 적신다.

◉ 욕조에 앉아 명치 아랫부분까지만 물속에 담근다. 이때 양 팔이 물에 잠기지 않도록 한다.

◉ 물속에 몸을 담근 상태로 컨디션에 따라 20~30분가량 휴식을 취하며 땀을 낸다. 물이 식으면 조금씩 더운물을 추가해준다.

◉ 물속에 오래 앉아 있기 힘들면 무리해 참지 말고, 5~10분 동안 물속에 앉아 있다 밖으로 나와 2~3분 휴식을 취하기를 서너 번 반복한다.

◉ 시간이 다 지나면 욕조 밖으로 나와 미지근한 물로 가볍게 땀을 씻는다. 반신욕을 마친 후에는 양말을 신고 하반신을 따뜻하게 해준다.

2) 족욕이 몸을 따뜻하게 한다

족욕은 두 발만 따뜻한 물속에 담그면 되는 초간편 목욕법으로 언제 어디서나 간편하게 즐길 수 있다는 장점 때문에 바쁜 현대인들에게 인기 만점이다.

왜 족욕이 필요한가?

발은 체중을 지탱하고 몸의 이동을 가능하게 해주는 중요한 기관이다. 또한 발은 인체의 축소판으로 불릴 만큼 여러 신체 기관과 긴밀히 연결되어 있기 때문에 발 건강이 신체 건강과 직결된다고 해도 과언이 아니다.

족욕은 이렇게 소중하지만 하루 종일 혹사당하는 발의 건강을 지키고 나아가 우리 몸의 건강까지 돌볼 수 있는 효과적인 방법이다.

따뜻한 물에 발을 담그고 족욕을 하면 발이 청결해지는 것은 물론이고 발의 피로와 몸의 긴장도 함께 풀리게 된다.

족욕은 따뜻한 물로 발의 체온을 높이고 신진대사를 촉진시켜 두한족열의 건강 체질을 만드는 목욕 방법이다.

족욕을 하면, 반신욕을 했을 때처럼 혈액순환이 활발해져 혈압이 떨어지고 근육이 이완되며 노폐물이 몸 밖으로 배출된다.

전문가들은 족욕이 감기, 두통, 원인이 밝혀지지 않은 불면증, 신경쇠약 증상을 완화시키는 데 도움이 되며 또한 만성두통이나 스트레스, 피로회복에도 효과가 높다고 한다.

가톨릭대학교 보건대학원 서희숙 박사가 쓴 연구 논문 〈족욕 요법이 노인의 수면과 피로에 미치는 효과(2007년)〉를 살펴보면, 족욕이 수면에 긍정적인 영향을 니친다는 것을 확인할 수 있다.

이 연구에서 서 박사는 65살 이상 노인 50명을 대상으로 족욕 후 수면 양상 및 피로도를 조사했는데, 족욕 후 노인들의 수면량과 수면 만족도는 높아지고 피로도 낮아지는 것으로 나타났다.

누구에게 필요한가?

족욕의 기본 원리는 반신욕과 같다. 하지만 반신욕보다 신체에 무리가 덜 가기 때문에 반신욕을 하면 현기증이 나거나 답답해서 견디기 힘든 사람, 혈압이 정상적이지 않은 사람도 무리 없이 이용하기 좋은 목욕 방법이다.

대표적 온열요법의 하나인 족욕은 온열요법 가운데 가장 부작용이 적으며 누구나 손쉽게 활용할 수 있는 방법이다. 이 방법은 특히 피로를 효과적으로 개선하고, 지친 자율신경을 달래주며 소화불량과 두통, 만성피로, 신경통 등을 가라앉히는 데 효과가 좋다. 만성 피로와 스트레스에 시달리는 현대인에게 딱 맞는 건강 관리법이다.

올바른 족욕법

족욕이 아무리 좋다고 해도 너무 길게 하는 것은 금물이다. 보통 하루에 한 번, 20분 정도 하는 것이 가장 효과적이다. 하지만 반신욕과 마찬가지로 몸이 피로하거나 컨디션이 안 좋으면 무리하지 말고 시간을 줄이는 것이 좋다. 온 몸에 온기가 퍼져 훈훈해지고 이마와 등, 겨드랑이 등이 땀으로 촉촉이 젖으면 더 욕심내지 말고 족욕을 마치는 것이 좋다. 족욕 시간이 30분을 넘으면 몸에 무리를 줄 수 있다.

출산한 직후나 병을 앓은 뒤 몸이 허약한 상태일 때는 족욕을 오래 하지 않는 것이 좋다. 체질적으로 열이 많은 사람도 장시간 족욕하는 것이 좋지 않다. 과격한 운동이나 식사 직후, 음주 전후, 피부에 외상이나 피부 질환이 있을 때도 피하는 게 좋다.

⊙ 발을 담글 38℃~40℃의 물과 탈수에 대비해 마실 물을 준비해야 한다. 물의 온도가 너무 높으면 피부에 손상을 줄 수 있으므로 온도계를 이용해 수온을 정확히 맞춘다.

⊙ 족욕을 하기 전에 먼저 발을 깨끗이 씻고, 준비해

둔 따뜻한 물속에 발을 담근다. 발목의 복사뼈가 다 잠
길 정도로 물의 깊이를 맞춘다.

⊙ 가급적 편안한 자세로 15~20분 정도 족욕을 즐긴
다. 중간에 물이 식으면 따뜻한 물을 조금씩 부어 보충
해 준다. 몸에 좋은 입욕제를 물에 섞거나 발가락, 발목
운동을 병행하면 더욱 효과적이다.

⊙ 족욕이 끝나면 마른 수건으로 물기를 꼼꼼히 닦
아내고 양말을 신어 발의 온도를 유지한다.

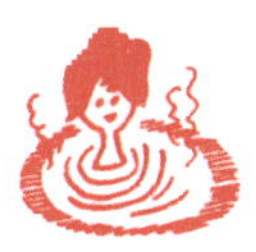

3) 올바른 옷 선택이 몸을 따뜻하게 한다

몸을 따뜻하게 하려면 하의를 따뜻하게 입는 것이 좋다. 이 또한 두한족열의 건강한 몸 상태를 유지하기 위한 방법이다.

상체가 뜨겁고 하체가 차가우면 기와 혈의 순환이 제대로 되지 않는다는 것은 우리가 익히 알고 있는 바이다. 보온성이 높은 바지와 양말을 항시 착용하면 족욕이나 반신욕을 한 것과 비슷한 효과를 거둘 수 있다. 아래로부터 몸이 따뜻해져 냉기를 몰아내고 건강을 되찾을 수 있다.

4) 바른 자세가 몸을 따뜻하게 한다

등이 구부정하고 발을 꼬고 앉는 등 자세가 바르지 않으면 혈액순환이 순조롭지 않다. 몸의 좌우 균형도 흐트러지기 때문에 몸의 대사 작용도 원활하지 못하게 된다.

자세를 바르게 하면 근육의 균형이 좋아지고 혈관이 곧게 펴져 혈액 순환도 잘 된다. 혈액순환이 잘 되면 체온이 올라가고 이에 따라 대사 작용도 활발해진다.

어깨와 등, 허리를 곧게 펴고 생활하는 습관은 우리 몸을 따뜻하게 하는 습관이다.

5) 하체 근육이 몸을 따뜻하게 한다

정상 체온이 잘 유지되기 위해서는 근육량이 높아야 한다. 근육량이 높으면 기초대사량이 높다.

기초대사량은 생물체가 생명을 유지하기 위해 사용하는 최소한의 에너지양을 말한다. 기초대사량이 높으면 일상생활을 할 때 많은 에너지를 사용하기 때문에 근육이 열을 내어 에너지를 공급하게 된다. 때문에 근육량이 높으면 생명 유지를 위한 에너지가 충분히 공급되고 체온이 높아진다.

또한 허리와 다리의 근육은 혈액순환을 도와 체온을 상승시킨다. 걸을 때 다리 근육이 수축과 이완을 반복하며 하체의 혈액을 밀어내 혈액이 심장으로 쉽게 돌아가는데, 이러한 활동이 혈액순환을 돕는 것이다.

때문에 몸이 차면 너무 피로하지 않을 정도로 하체를 이용한 운동을 해주는 것이 좋다. 근육에 무리가 가지 않도록 운동 전후에 체조와 스트레칭을 해주는 것도 잊지 말자.

6) 따뜻한 물을 이용한 단식이 몸을 따뜻하게 한다

따뜻한 물 단식은 뱃속에 쌓인 오래된 냉기를 빼내는 데 아주 효과적인 방법이다. 몸속에 냉기가 들어차 굳어진 세포의 기능이 되살아나기 때문이다.

우리 몸은 음식물을 통해 섭취한 영양분으로 일상생활에 쓰이는 에너지를 만든다. 그런데 음식이 몸속으로 들어오지 않으면 굳어 움직이지 않던 세포들을 깨워 에너지를 만들도록 한다. 그렇게 굳어 있던 세포들이 풀리면 이들 세포가 구성하고 있는 신체 기관들의 기능도 되살아난다.

이렇게 단식을 할 때는 반드시 따뜻한 물을 마셔야 한다. 따뜻한 물을 자주 섭취하면 몸속의 냉기가 더 빨리 사라지고 노폐물 배출이 원활해져 단식의 효과를 높일 수 있다.

7) 쑥뜸이 몸을 따뜻하게 한다

쑥뜸은 쑥을 신체의 특정 부위에 놓고 태워 몸의 이상을 바로잡는 한방 물리요법이다. 쑥뜸을 이용하면 만병의 근원이 되는 몸속 냉기를 효과적으로 몰아낼 수 있다.

쑥을 태울 때의 뜨거운 열기와 약효성분이 피부의 경혈을 통해 체내로 흡수되면, 찬 기운과 습한 기운이 쌓여 굳어진 데가 서서히 풀어진다. 쑥뜸을 하면 기가 팽창하며 몸의 순환 기능이 왕성해지기 때문이다.

쑥뜸은 뱃 속 깊은 곳까지 따뜻한 양기를 불어넣어 줌으로써 각종질병의 원인인 냉기를 제거 한다. 그러면 기혈의 순환을 활발해지고 피가 맑아지며 백혈구 수치가 증가해 면역 기능이 강화된다. 활기차고 건강한 삶의 열쇠가 손안에 들어온다.

8) 그 밖의 방법들

충분한 휴식과 수면으로 몸의 피로를 풀어주고 따뜻한 햇볕을 자주 쬐어주는 것도 몸을 따뜻하게 하는 방법이다. 자연적인 방법 외에도 찜질방과 사우나, 각종 온열기구 등 보조 장치를 이용해 몸을 따뜻하게 해주는 방법도 고려할 수 있다.

그런데 보조기구를 사용하는 방법 중 자연의 지혜를 따라 만들어진 것이 있다. 바로 원적외선을 이용한 온열 장치들이다. 숯, 황토, 돌, 세라믹 등에서 방사된다는 원적외선의 실체는 과연 무엇일까?

다음 장에서는 온열요법에서 새롭게 주목받는 원적외선을 살펴보자.

5. 원적외선을 말한다

1) 원적외선이란?

태양광선은 빨강, 주황, 노랑, 초록, 파랑, 남색, 보라 등의 일곱 색으로 구성된 가시광선과 적외선, 자외선, X선 등의 비가시광선으로 구성되어 있다. 이중 적외선(Infrared ray)은 비가시광선의 일종으로 0.56~1000㎛ 파장 범위의 빛을 가리킨다.

원적외선(far infrared ray)은 적외선 중 파장이 25㎛ 이상인 적외선을 지칭한다. 가시광선보다 파장이 길어서 눈에 보이지 않고 강한 열작용을 하며 침투력이 강하다. 인간에게 가장 기분 좋은 느낌을 주고 온열효과도 매우 좋다.

이러한 적외선은 원자단이나 분자의 회전 및 진동운동

에너지 영역에 해당되며 원소의 종류, 분자의 크기, 그 배열상태 및 결합력의 차이 등에 따라 고유한 진동과 회전 주파수를 갖게 된다. 또, 원적외선은 유기화합물 분자에 대한 공진 및 공명 작용이 강하다. 이러한 특성을 살려서 다양한 산업, 의료 분야에 응용되고 있다.

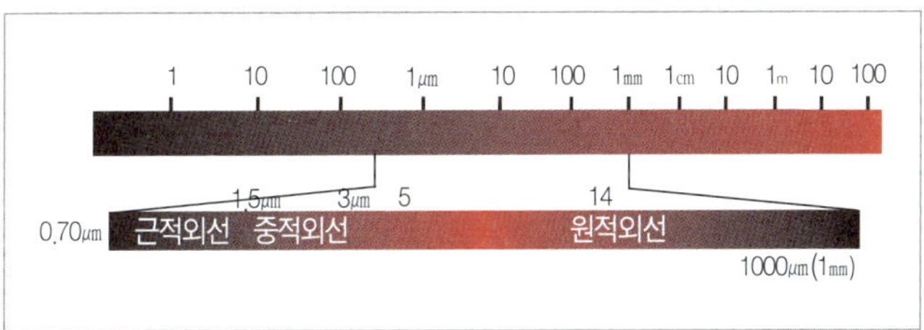

알려진 바에 의하면 원적외선의 존재는 1800년대 초 독일의 허셀(William Hershel)에 의해 처음 발견되었다. 그가 어느 날 온도계를 이용해 태양광선의 스펙트럼 분포를 조사하고 있었는데, 가장 높은 온도가 나타나는 곳이 가시광선이 아니라 가시광선의 적색 바깥에 있다는 것을 발견했다. 가시광선의 적색보다 강한 열작용을 하는 원적외선이 세상에 알려진 순간이다.

그러나 우리 조상들은 원적외선이라는 말이 생겨나지 않

았을 때부터 원적외선을 일상생활에서 이용해왔다. 아궁이에 불을 지펴 방구들을 달구어 난방을 하는 것이나, 숯불과 돌판을 이용해 요리를 하는 것, 배가 아플 때 돌이나 기와를 따뜻하게 만들어 배를 따뜻하게 하는 것도 원적외선을 이용한 것이다. 옛 어머니들이 아궁이 속에서 타오르던 그 불길의 빛 속에 원적외선이 숨어있었다.

원적외선의 특징

원적외선은 자외선이나 가시광선에 비하여 대기 중 미립자에 반사되거나 산란을 일으키는 일이 매우 적다.

원적외선은 파장이 긴 편인데 빛은 일반적으로 파장이 짧으면 반사가 잘 되고, 파장이 길면 반사가 잘 되지 않는다. 대신 원적외선은 물체에 도달했을 때 잘 흡수되는 성질이 있다. 이러한 이유로 원적외선은 방해를 받지 않고 공기를 잘 통과한다.

원적외선은 물체의 온도방사에 의해 발생한다. 원적외선 방사체는 재질이나 상태에 따라서 각기 다른 특성의 방사

특성을 가지고 있으며 방사체 표면의 상태에 따라 방사 율이 크게 차이난다.

원적외선은 복사열을 통해 이동한다. 복사란 열이 대류를 통해 전달되지 않고, 직접 다른 물체와 닿아 이동하는 것을 말한다. 원적외선은 복사열로 전달되기 때문에 원적외선을 얻으려면 물체에 직접 불을 쪼이거나, 여러 발열매체를 통해 원적외선을 방사하도록 해야 한다.

이렇듯 원적외선은 대류나 전도에 의해 간접적으로 열이 전달되는 것이 아니라 피부를 뚫고 조직으로 직접 투사되므로 훨씬 편하고 오랫동안 온열 효과를 얻을 수 있다.

또한 원적외선은 도달한 물체에 대한 침투력이 뛰어나다. 원적외선이 물체에 닿으면 깊숙이 파고들며 물체의 분자를 공진시켜 자기발열을 일으키게 한다. 그래서 사람의 몸도 원적외선을 쐬면 따뜻해진다. 온열요법 도우미로 원적외선이 주목받는 이유가 바로 이것이다.

따뜻한 햇볕을 쐬면 몸이 따뜻해지고 열기가 오르는 것을 느낄 수 있다. 그 이유는 피부에 와 닿는 햇볕 속에 숨어 있는 원적외선이 피부 깊숙이 침투하여 열을 전달하기 때문이다.

몸속에 침투한 원적외선은 열을 전달할 뿐만이 아니라 신진대사를 활성화시켜 몸에서 열이 발생하도록 한다.

원적외선은 피부 밑 30~50mm 정도까지 파고들어 피부와 근육, 혈관, 신경을 비롯한 모든 세포에 영향을 미쳐 열작용을 한다. 이러한 열작용은 각종 질병의 원인이 되는 유해성분을 없애는 데 큰 도움을 주고, 모세혈관을 확장시켜 혈액순환과 세포 조직을 활성화시킨다.

또한 원적외선이 세포에 닿으면 구성하는 수분과 단백질 분자를 1분에 2,000번 이상 미세하게 흔들어 굳어 있던 세포 조직을 활성화시킨다.

따라서 원적외선이 투사된 조직에서는 분자의 운동에너지가 증가하고 체온이 상승하며 혈관이 확장되고 신진대사가 활성화된다.

이러한 열 작용은 노화방지, 신진대사 촉진, 만성피로와 각종 성인병 예방에 효과가 있다. 또한 근육통, 요통, 어깨 결림, 관절통 등의 통증을 줄이고 조직을 부드럽게 해 손상된 조직의 치유를 돕는다.

그 밖에도 중금속 제거, 숙면, 탈취, 항균, 곰팡이 번식 방지, 제습, 공기정화, 동식물의 생육 촉진, 에너지 절약 등에 뛰어난 효과를 발휘해 건축, 주방기구, 섬유, 의료기구, 식품 가공 등 여러 산업분야에서 각광을 받고 있다.

특히 원적외선을 이용한 발열 기구는 다른 발열 기구를 이용했을 때에 비해 맥박이 덜 상승하기 때문에 임산부, 고혈압 및 심장병 환자, 몸이 허약한 사람도 안전하게 이용할 수 있어 인기가 높다.

발열효과

원적외선의 발열효과는 특히 인간이 몸을 따뜻하게 하여 건강을 지키는 데 큰 도움을 준다. 앞서 말한 바와 같이 원적외선 방사에 의한 공진 작용으로 세포 조직의 운동이 활성화되면 우리 몸이 스스로 열을 내기 시작한다.

이렇게 원적외선의 열 효과로 몸속이 따뜻해지면 혈액 속의 적혈구와 혈색소가 크게 증가한다. 몸속에 혈액이 풍부해 지는 것이다.

또한 모세혈관이 확장되어 혈액순환이 원활하게 이루어져서 영양분이 우리 몸 구석구석까지 잘 전달되고 노폐물도 몸 밖으로 제때 배출된다.

그러면 몸속이 깨끗해지고 혈액 속 백혈구의 활동도 활발해지기 때문에 면역력이 강해지고 피로 회복 기능이 좋아지며 웬만해서는 병에 잘 걸리지 않는 건강한 체질이 된다.

원적외선의 열 자극은 진통, 억제, 진정 등에도 효과가 있다. 신경과민으로 홍분과 동통 등의 증상이 나타날 때, 원적외선 온열요법을 이용하면 이를 진정시킬 수 있다.

또한 운동신경에 이상이 생겨 나타나는 경련, 마비 등의 증상을 억제하는 데도 효과가 있으며 근육의 피로, 어깨 결림, 관절 기능 이상 등의 증상을 완화시킨다는 사실도 검증되었다.

온열작용 : 열작용으로 신진대사를 활성화시켜 적정 체온을 유지하게 해준다.

숙성작용 : 원적외선은 모든 생물체의 신체 각 부분의 균일한 발달을 유도해 보다 건강하고 빠른 성장효과를 거둘 수 있도록 한다.

이온작용 : 체내에 칼슘 및 철분 영양의 균형을 이루어 뼈를 튼튼하게 한다.

건습작용 : 체온을 유지할 수 있는 적정의 수분을 유지시켜 준다.

중화작용 : 노폐물을 배출시키고, 땀 냄새나 나쁜 냄새를 중화시킨다.

공명작용 : 세포의 분자와 원자를 진동시켜 움직임을 활성화시키고 영양분의 분해와 흡수를 도와 건강을 지켜준다.

2) 원적외선과 토르말린(tourmaline)

토르말린은 수정과 같은 결정구조를 가지는 육방정계에 속하는 광물이다. 마찰에 의해 전기가 생기며, 가열하면 양끝이 양과 음으로 대전하기 때문에 전기석이라고도 불린다. 토르말린은 약 100℃의 열을 가하면 먼지를 끌어들이는 초전기성(Pyroelectricity)을 보인다. 그래서 뜨거운 조명 아래 토르말린을 진열해 놓으면 공기 중의 먼지를 끌어당긴다.

이 광석에서 생성되는 음이온과 미약전류, 원적외선은 건강과 환경에 유익하다고 알려져 세계의 대학과 연구소에서 활발하게 연구가 진행되고 있다.

토르말린은 1500년대 중반 포르투갈 탐험대가 브라질에서 발견해 처음으로 세상에 알려졌다. 그들이 발견한 토르말린은 녹색을 띠고 있었는데 이 색깔 때문에 처음에는 에메랄드로 착각했었다고 한다. 투명한 토르말린은 1703년 세이론에서 발견되었다. 이때까지는 주로 보석으로 알려져 있었는데, 퀴리 부인의 남편인 피에르 퀴리가 토르말린 결정에 끊임없이 전기가 흐른다는 것을 발견해 다양한 분야에서 그 활용 방법이 연구되기 시작했다.

근래 들어 토르말린은 환경과 생활에 유익한 효능이 있는 것으로 밝혀져 다양한 용도로 활용되고 있다. 토르말린은 어떤 효능을 가지고 있을까?

토르말린은 원적외선 방사 효과가 높다

토르말린의 원적외선 방사율은 100%에 가깝다. 이는 다른 어떤 광물보다 높은 수치이다. 때문에 원적외선 온열요법에 토르말린을 사용하면 효과를 극대화시킬 수 있다.

토르말린은 음이온을 발생시킨다

음이온은 세포를 활성화시켜 자연치유력을 높이고 세포의 노화작용을 억제한다고 알려져 있다. 환경이 오염되고 생활환경이 복잡한 현대사회에는 양이온을 발생시키는 요소가 많기 때문에 토르말린의 음이온 발생효과가 더욱 주목받고 있다.

토르말린은 탈취효과가 뛰어나다

토르말린에 의해 발생하는 음이온은 냄새를 분해하거나 중화하는 기능이 있다. 토르말린은 공기 중의 냄새 뿐 아니라, 몸에서 나는 냄새도 없앨 수 있다.

토르말린은 항균효과가 좋다

토르말린은 균을 진정시키는 작용도 한다. 감기 바이러스를 죽일 정도로 효과가 빠르고 강한 것은 아니지만 공기 중의 세균을 조금씩 없애 정화시킬 정도의 힘을 가지고 있다. 신체의 세균을 조금씩 억제하여 면역력을 높이는 데도 도움이 된다.

토르말린은 온열작용을 한다

토르말린은 몸 밖으로 빠져나가는 열에너지를 흡수하여 다시 열에너지로 변환해 몸속으로 돌려보낸다. 토르말린을 계속 지니고 있으면 이러한 과정이 반복되면서, 원적외선

을 방사하는 양이 열을 가하는 만큼 증가한다. 그래서 오래
지닐수록, 그 효과가 높다.

토르말린은 항산화 작용이 뛰어나다

0.06A의 미약 전류가 흘러 발생하는 음이온과 원적외선은
노화의 원인인 활성산소를 분해하고 알카리화하여 두통과
얼굴 축소, 다이어트에 큰 효과가 있다는 연구발표가 있다

토르말린의 기타 효과

토르말린에서 방사되는 원적외선은 인체의 모세혈관을
크게 하여 혈액순환을 촉진하고 세포의 대사 작용을 활성
화시키며 위장운동, 피로 회복, 신경통, 기미, 냉증에도 효
과를 보인다. 숙면효과, 피부탄력 증가 및 트러블 제거, 통
증 완화, 성장 촉진, 면역력 상승, 음식물의 신선도 유지, 유
해전자파 흡수 및 분산, 방충 등의 효과 있다.

3) 원적외선 온열 치료기의 효과

원적외선 치료기는 8~14㎛ 파장을 갖는 원적외선을 응용한 기기다. 신체에 직접 원적외선을 방출하는 기구부터 물대신 원적외선으로 반신욕을 하도록 되어 있는 기구까지 원적외선 온열치료기기는 나날이 진화해가고 있다. 그렇다면 원적외선은 정말 질병 치유에 효과가 있는 것일까?

1987년 중국의약국제회의에서 발표된 한 연구 결과에 따르면 원적외선 치료기가 난치병 치료에 큰 효과가 있는 것으로 밝혀졌다.

이 연구에서는 난치병 환자 3931명에게 하루에 10~20분씩 원적외선을 쏘이도록 했는데, 그 결과 환자의 77%가 증상이 호전되는 효과를 보였다. 대상 환자들 중 14%는 큰 차도를 보이지 않았으며 증상이 악화된 사람은 없었다.

이 외에도 다양한 연구를 통해 원적외선이 자율신경계를 안정시켜 자율신경계의 불안정 상태가 유발하는 두통, 불면증, 손발 냉증 등의 증상을 호전시키는 것으로 드러났다.

자율 신경은 내장과 혈관 등 몸속 주요 기관들의 활동을 관장하는 중요한 역할을 담당하고 있다. 이런 자율신경계의 이상은 신체기관의 저항력을 약화시키고 혈관 수축, 간 활동 저하를 유발한다.

그런데 이렇게 자율신경계에 이상이 생겼을 때 원적외선을 쏘이면 평행실조의 비틀어짐을 바로잡고 체내 조절 계통을 자극하여 이상을 교정할 수 있다.

원적외선 치료기기를 이용해 치유 효과를 얻으려면 제대로 된 기기의 선택이 필수적이다. 무엇보다 원적외선 방출량이 많고 신체에 무리를 주지 않는 기기를 선택하여 올바르게 사용하면 병을 치유하고 건강을 증진시키는 효과를 얻을 수 있다.

원적외선의 응용사례

스트레스와 만성 설사

원적외선은 육체와 정신의 긴장을 이완시키므로 스트레스 해소에 크게 기여한다. 특히 스트레스에 의한

만성 설사는 원적외선에 의한 자율신경 조정으로 많은
효과를 나타내고 있다.

과도한 스트레스

스트레스에 의한 위궤양환자를 원적외선으로 치료
한 사례가 있고 스트레스성 두통, 복부팽만증 환자가
회복한 사례도 있다.

안면 신경성마비의 회복

동경의과대학에서 다섯 명의 안면신경성 마비환자
에게 원적외선과 다른 치료를 병행한 결과 3명의 환자
가 완치된 사례가 있다.

동통 개선

다수의 연구에서 약 20분간의 원적외선 조사로 장시
간의 진통효과를 얻을 수 있다는 것이 밝혀졌다.

요통, 관절통, 류머티즘

허리와 무릎에 통증이 있는 사람에게 특효가 있다.

그리고 류머티즘은 심한 통증을 수반하는데 이 증상에 원적외선을 사용하면 전신의 기능을 높이고 국부의 치료가 가능하다.

화상

화상에는 원적외선 치료로 호전되는 사례가 많다. 그 범위나 정도에 따라 치료되는 방법이 다르지만 원적외선 조사로 급속한 진통효과를 얻을 수 있다. 또한 원적외선이 신체조직에 매우 큰 효과를 발휘하기 때문에 피부 이식 수술 후에 치유를 빠르게 하는 데 효과적이다.

치과 의료

치조 농류증, 치근농염, 치통을 대상으로 원적외선 요법을 실시하여 좋은 효과를 얻고 있다.

이비인후과 질환

중이염, 외이염, 축농증 등에 원적외선을 조사하면 급히 진통되고 치료일수가 단축된다.

- 〈원적외선 특성과 효능〉지철근 편저에서 발췌

Q : 몸에 열이 많아도 냉체질일 수 있나요?

A : 냉체질은 피부 표면의 온도로는 확인할 수 없습니다. 중요한 것은 몸속의 온도입니다. 표면의 온도는 따뜻해도 몸속의 온도는 차가울 수 있습니다. 몸속의 냉기가 열기를 밖으로 밀어내 열기가 몸 밖으로 빠져나갈 때도 몸에서 열이 나기 때문입니다.

이때 열이 많은 체질이라고 착각하여 그대로 방치하면 열기가 몸 밖으로 다 빠져나가 버려 신진대사에 이상이 생기고 건강이 나빠질 수 있습니다.

Q : 냉체질과 열체질 중 어느 쪽이 더 건강한가요?

A : 두 체질 모두 체온의 균형이 깨어진 상태로 건강하지 못하다고 할 수 있습니다. 건강한 상태는 상체는 차고 하체

는 따뜻하여 기혈의 순환이 잘 되는 상태입니다.

Q : 병의 원인이 되는 냉기는 어떻게 없앨까요?

A : 우리 몸이 어느 날 갑자기 차가워지는 것이 아니라 잘못된 생활습관이 쌓여 만들어진 결과이기 때문에 차가운 음식을 피하고 따뜻하게 옷을 입는 생활습관이 무엇보다 중요합니다.

반신욕이나 족욕도 체온을 높이는 좋은 방법입니다. 온열요법 기기를 사용하는 것도 좋습니다. 반드시 기억해야 할 것은 무턱대고 체온을 올리는 것이 아니라 두한족열(頭寒足熱)의 체온 균형을 찾도록 노력해야 한다는 것입니다.

Q : 좋은 온열요법 기기를 고르는 법은?

A : 온열요법에 쓰이는 기기를 잘 고르려면 다음 세 가지 기본 원칙을 잘 기억해야 합니다.

가장 중요한 것은 두한족열의 원칙입니다. 몸속을 따뜻하게 하되 머리까지 뜨겁게 만드는 제품은 피해야 합니다.

두 번째로 몸에 해로운 전자파를 방출하지 않는 제품을 골라야 합니다.

온열 매트나 침대 등은 전기를 사용하는 기구라서 전자파에 노출되기 쉬우니 안전성을 따져 봐야 합니다.

마지막으로 온열효과가 뛰어난 원적외선을 많이 발생시키는 제품이 좋습니다. 토르말린, 숯 등에서 원적외선이 많이 방출됩니다.

이러한 기본 원칙 외에도 인체의 특정 부위에 문제가 생겼을 때 사용할 수 있도록 부분적 사용이 가능한 제품, A/S가 잘 되는 제품, 국가기관에서 품질을 인증한 제품을 고르는 지혜가 필요합니다.

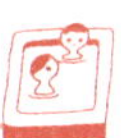

현대인의 가장 큰 화두는 바로 건강

많은 사람들이 건강을 위해 몸에 좋은 음식을 찾고, 좋은 약을 구하느라 많은 비용과 시간을 사용합니다. 그럼에도 과거에 비해 우리가 더 건강해졌다거나 질병이 훨씬 줄어들었다는 생각은 들지 않습니다.

우리가 보이는 것에만 너무 집착한 나머지 정말 중요한 것을 잊고 살기 때문입니다.

우리 몸에 병을 불러들이는 근본 원인을 찾아 없애지 않고서는 병을 몰아내고 건강한 삶을 누릴 수 없습니다. 우리 몸에는 '자가면역체계' 가 있습니다. 이것은 몸속에 침입하는 온갖 병균과 싸워 이기고 해로운 물질들을 걸러내는 힘입니다. 우리가 병에 걸리는 것은 이 힘이 약해졌기 때문입

니다. 면역체계가 건강하게 살아있으면 병이 깃들 자리가
없습니다.

그동안 우리는 병의 원인이 아니라 증상만을 완화시켜주
는 온갖 약품과 화약요법으로 병을 치료하기는커녕 다른
병까지 불러들이는 사례를 지켜보면서 현대의학의 한계를
체감한 바 있습니다. 이제는 이러한 한계를 명확히 인식하
고 우리 몸의 자연 치유력을 되찾아야 할 때입니다.

병에 걸리는 것을 예방하고 신체 기능을 강화시켜 병과
싸워 이겨낼 수 있도록 해주는 온열요법은 약해진 우리 몸
의 면역체계를 되살려 건강한 삶을 가능하게 해주는 자연
의 치유법입니다.

이 책을 통해 현대의학에 대한 맹신을 깨고 자연이 우리에
게 준 소중한 건강의 지혜를 깨달았으면 하는 바람입니다.
또한 이 책이 세상에 나올 수 있도록 도와주신 여러 분들
께 감사를 전하며 이 글을 마무리하고자 합니다.

건강 자가 체크표

1 손발이 차고 결린다.(　)

2 발이 시려 매일 양말을 신어야 한다.(　)

3 생기가 없고 피곤하다.(　)

4 소화 장애가 있다.(　)

5 팔다리가 시리고 어깨가 결린다.(　)

6 허리가 아프다.(　)

7 허리 통증이 심하다.(　)

8 찬 음식을 먹으면 설사를 한다.(　)

9 얼굴이 창백하다.(　)

10 허리가 시리고 아프다.(　)

11 수면 중에 꿈을 자주 꾼다.(　)

12 배꼽주위가 차다.(　)

13 땀이 많이 난다.(　)

14 생리통이 있다 (여성에 한함).(　)

해당되는 내용이 7개 이상 되는 사람은 의사나 전문가의 진단을 통해 올바른 온열요법 등을 병행하는 것이 좋습니다.

참고도서

암도 생활습관병도 몸을 따뜻하게 하면 낫는다 | 이시하라 유우미 지음, 김은진 옮김 | 황금부엉이

건강 100세를 여는 온열요법 | 도서출판 design4c

암보다 더 무서운 운동부족병 | 이시하라 유미 지음, 맹보용 옮김 | 랜덤하우스

따뜻하면 살고 차가워지면 죽는다 | 김종수 지음 | 중앙생활사

37℃ 건강학 저체온을 잡아라 | 홍동주 글그림 | 광명당출판사

따뜻하면 살고 차가워지면 죽는다 | 김종수 지음 | 정신세계원

만병을 낫게 하는 두한족열 건강법 | 김종수 지음 | 중앙생활사

자기 치유력을 높이는 열쇠 | 가와무라 노리유키 지음, 박상회 감수 | 아카데미서적

기적의 자연치유 | 티모시 브랜틀리 지음, 박경민 옮김 | 전나무숲

병 고치는 의료, 사람 죽이는 의료 | 오노데라 도키오 지음, 김경희 편역 | 태웅출판사

원적외선 특성과 효능 | 지철근 편저 | 리빙북스